암에 걸려도
살 수 있다

암에 걸려도
살 수 있다

조기용 지음

모아북스
MOABOOKS

암에 걸려도 살 수 있다

초판 1쇄 인쇄 2011년 08월 20일
1판 4쇄 발행 2017년 04월 25일

지은이	조기용
발행인	이용길
발행처	모아북스 MOABOOKS

관리	양성인
디자인	이룸

출판등록번호	제 10-1857호
등록일자	1999. 11. 15
등록된 곳	경기도 고양시 일산동구 호수로(백석동) 358-25 동문타워 2차 519호
대표 전화	0505-627-9784
팩스	031-902-5236
홈페이지	www.moabooks.com
이메일	moabooks@hanmail.net
ISBN	978-89-90539- 97 -7 03510

제가 어렸을 때의 일입니다.

돌이 지나고 얼마 안 되어 시골 집 대청마루에서 떨어지는 사고를 당했습니다. 어머니는 숨이 넘어갈 듯 울어대는 저를 끌어안고 안절부절못했습니다. 서너 살만 되도 어디가 어떻게 아픈지 말할 텐데, 아직 어린지라 자지러지게 우는 게 전부였기 때문입니다.

그 이후 조금씩 부어오르던 왼쪽 팔이 며칠이 지나자 다리만큼 커졌습니다. 어머니는 깜짝 놀라 저를 안고 병원으로 달려가셨습니다. 엑스레이 촬영을 해보니 왼쪽 팔이 부러져 있었고, 그 때문에 꽤 오래 깁스를 한 채 치료를 받아야 했습니다.

그렇게 치료에 지친 저는 응석받이가 되어 부모님을 힘들게 했습니다. 기억나는 대로라면, 허리가 너무 아파서 같은 자세로 앉아 있기도 힘들었고, 그렇다고 걸어 다니기도 힘들었습니다. 부모님들은 그저 아이가 좀 예민해서 그러려니 생각하고 모든 걸 받아주셨으니 갚아도 갚아도 끝없는 은혜입니다.

척추분리증으로 인한 17년의 고통

　초등학교에 입학해서도 아픈 건 여전했습니다. 의자에 앉아 수업을 받는 것조차 힘들었습니다. 오전에는 괜찮다가도 오후가 되면 허리가 아파서 몸을 비틀었습니다. 청소 시간에 허리를 숙여 비질을 하거나 쓰레기 줍는 것도 못했습니다. 친구들은 꾀병이라고 놀려대고 선생님께서도 은근히 귀찮아하는 눈치라 아픈 내색도 못했습니다.

　중학교, 고등학교에 진학해서도 마찬가지였습니다. 공부에 열중하느라 너무 오래 앉아 있어서 그러려니, 다른 사람들도 다 그러려니 생각하며 꾹 참고 지내던 어느 날이었습니다. 고등학교 2학년, 시험을 앞두고 새벽녘까지 공부하고 있는데 갑자기 허리가 끊어지는 것 같았습니다. 여태껏 겪은 것보다 훨씬 아파서 숨도 못 쉴 지경이었습니다. 그렇다고 시험을 빠질 수는 없으니 억지로 학교에 갔습니다. 그러나 역시 통증이 멎지를 않았습니다. 시험을 어떻게 봤는지도 모를 정도로 간신히 답안지를 제출하고 그 길로 집으로 돌아와 병원으로 향했습니다.

　병원에서 피 검사와 소변 검사를 해보더니, 소변에서 다량의 단백질이 발견되었다며 신장염이라고 했습니다. 신장에 문제가 생겼을 때는 죽으로 소식하고 음식은 최대한 싱겁게 먹어야 한다고 의사 선생님이 신신당부를 했습니다. 어머니께서는 아픈 아들을 위해 의사의 말을 철저히 따랐습니다. 그러나 차도는커녕 허리가 더 아파서 결국 학교까지 휴학할 수밖에 없었습니다.

　쉬는 동안 요양하면서 죽을 조금씩, 음식에는 거의 간을 하지 않고 먹었습니다. 그러나 한창 클 나이에 소식이 쉽지 않았기에, 이따금 부모님 눈을 피해 살금살금 배부르게 먹었습니다. 그런데 참 이상하게도 밥을 든든히 먹고 나면 허리 통증이 씻은 듯이 낫곤 했습니다.

그렇게 몰래 숨어 먹기를 반복하다가 부모님께 이 사실을 말씀드렸고, 혹시나 싶어 다른 병원에 찾아가 검사를 다시 받아보았습니다. 아니나 다를까, 신장염은 오진이었습니다. 신장이 아니라 다섯 번째 허리뼈에 척추분리증이 생겨 허리가 아팠던 것입니다. 그걸 모르고 죽만 먹다 보니 기운이 없어 허리가 꼿꼿하게 펴지지 않았고 그래서 통증이 더 심해진 것입니다.

자연스럽게 한의대로 진학하다

요즘이라면 의사가 당장 수술을 권유했겠지만 1970년대 수준으로는 수술은 생각조차 못하다 보니, "최대한 조심하고 많이 아프면 허리보조기를 착용하라"는 처방이 전부였습니다. 더는 방법이 없다는 의사의 말에 낙심하고 있던 중, 부모님께서 백방으로 수소문해 한의원 한곳을 소개받았습니다. 이후 급한 마음에 당장 달려가 한약을 지어 먹은 뒤 다행히 효과를 보아 통증이 많이 가라앉았습니다.

그러나 휴학 상태에서 학업에 뒤처지지는 않을까 하는 조급한 마음이 들어 증세가 좀 나아지자 곧바로 복학을 했습니다. 한의원에는 한 달에 한 번 꼴로 갔고, 한약을 먹으며 음식 조절도 했습니다.

그렇지만 완치되지 않은 상태에서 학업을 계속하는 건 무리였습니다. 한 시간 수업 동안도 온전히 꼿꼿하게 앉아 있을 수가 없었습니다. 간신히 수업 시간을 버티고, 쉬는 시간이 되면 책상을 붙여 그 위에 누워서 쉬거나 잠시라도 의무실에 가야 했습니다. 그러니 당연히 수업에 집중할 수도 없고 마음에도 짜증만 늘었습니다. 집에 오면 자리부터 펴고 누워 책을 펼쳤습니다. 그래도 꾸준히 한의원을 다니며 치료 받고 음식을 조절한 덕에 고등학교를 무사히 졸업할 수 있었습니다.

제 꿈은 원래 배를 타고 오대양 육대주를 누비는 선장이 되는 것이었습니다. 당연히 해양대학을 진학하는 게 목표였지요. 그런데 신체 조건상 허리 통증이 결격 사유가 되어 꿈을 접어야 했습니다. 그렇게 진로 선택을 앞두고 막막했습니다. 선장이 못 된다면 뭘 해야 할지, 당장 어떤 대학에 진학해야 할지 고민스러웠습니다.

그때 뇌리를 스친 것이 한의대였습니다. 한의원을 다니며 치료를 받는 동안 한의학의 매력에 호기심과 경외감을 품게 되었기 때문입니다. 저 자신의 병도 완치하고, 저처럼 고생하는 환자들을 돕고 싶다는 마음이 들어 자연스럽게 한의과대학에 진학했습니다.

명의들과의 만남으로 질병의 원리를 깨닫다

대학에 들어가서도 건강은 좋아지지 않았습니다. 학과 수업이 끝나면 양방과 한방 두 군데를 왔다 갔다 하면서 검사와 치료를 반복했습니다. 한여름에도 두툼한 솜이불을 덮고 자고, 관절염으로 무릎이 시려 반바지는 입어보지도 못했습니다. 친구들이 제가 하숙방에서 이불 뒤집어쓰고 후끈한 아랫목에 앉아 전자약탕기로 약을 달이는 걸 보고 "이 방은 찜통이네" 하고 놀렸던 기억이 납니다.

걷는 게 불편하다 보니 수업은 물론 가까운 거리도 자전거를 타고 다녔습니다. 심지어 같은 동아리 여학생은 제가 소아마비로 제대로 못 걸어서 자전거를 타고 다니는 줄 알았다고 어이없이 웃기도 했습니다.

그렇게 몸이 불편하다 보니 방학만 되면 소문난 명의를 찾아 전국 방방곡곡을 돌아다녔습니다. 학점을 받기 위한 공부였다면 그렇게까지 못했을 것입니다. 하지만 제 몸이 불편하고 병을 고쳐야겠다는 의지가 확고했던 덕에 그마저도 힘들지 않았고, 그분들께 듣는 말씀 한 마디 한 마디가 금쪽보다 귀하게 여겼습니다.

명의들에게 몸을 맡겨 치료를 받으며, 저는 서서히 머리가 아닌 몸을 통해 깨달음을 얻기 시작했습니다. 일찍이 안마, 지압, 척추교정에 눈을 뜬 것은 물론, "사람은 먹는 대로 된다"는 선인들의 말씀대로 식이요법에도 많은 관심을 갖게 되었습니다.

그 즈음 건강잡지에서 안현필 선생님의 글을 읽었습니다. 사람의 몸에 해로운 오백(五白) 식품인 흰 쌀밥, 흰 설탕, 흰 소금, 조미료, 밀가루 음식을 피하고, 생채식을 하고, 아침을 거르고 하루에 두 끼만 먹는 '조식 폐지'를 하되, 반드시 현미 잡곡밥을 먹으라는 게 글의 요지였습니다.

선생님의 말씀에 따라 조식 폐지, 채소 위주의 자연식으로 식이요법을 하면서 서서히 몸의 변화를 느꼈습니다. 그렇게 석 달을 지내자 어느새 약을 안 먹고도 아프지 않았습니다. 그 후로 봉사 활동을 가서도 다른 친구들은 침만 놓을 때 저는 그간 노력해 배운 지압과 교정을 추가해 환자들을 돌보았습니다. 지압과 교정이 더해지니 환자들의 만족도와 치료 결과도 훨씬 좋았습니다.

척추신경 추나의학회의 탄생

또한 졸업하고 한의사가 되어서도 끊임없이 식이요법과 교정에 관심을 가지고 연구하였습니다. 그러다가 저와 뜻을 같이하는 사람들이 있음을 알고 1989년, 그분들과 함께 '척추신경추나의학회'를 설립했으며, 이곳에서 진행하는 학회 활동, 봉사 활동이 제 삶에 새로운 활력소가 되었습니다. 그간 제 몸을 통해 검증한 것들을 환자들에게 적용해 많은 분들이 좋은 결과를 얻어가는 모습을 보면서 한의학의 새로운 지평을 여는 기분이었습니다.

그러나 쉼 없이 무리를 한 탓에 몸에 이상이 나타났습니다. 어릴 때부터 앓았던 요통을 비롯해 목 디스크에도 통증이 찾아왔고, 중이염과 심한 두통으로 더는 환자를 돌볼 수 없는 지경이 되었습니다. 참으로 부끄러운 일이었습니다. 의사가 제 몸 하나 돌보지 못하다니 저 자신에게도 미안한 마음이 들었습니다.

몸과 마음이 모두 불편한 가운데, 마침 연합 세미나에 참석할 기회가 생겼습니다. 그런데 그곳에서 턱관절을 전문으로 치료하는 치과 원장님을 만나게 되었습니다. 그분께서는 치과적인 문제로 신체에 많은 병들이 발생한다는 의학적 견해를 가지고 계신 분이었습니다. 원장님께서는 저를 보시더니 병의 원인이 턱관절에 있는 것 같다며 당신의 치과에 내원할 것을 권유했고, 결국 진료를 통해 병의 원인이 턱관절 때문이었음을 확인할 수 있었습니다.

저는 어릴 적 위 송곳니가 삐뚤어지면서 덧니가 되었습니다. 당시 동네 치과에서 상담을 받았는데, 원장님의 진료도 못 받고, 대신 그곳에서 근무하던 기사 두 분이 서로 의논해서 위 송곳니 두 개를 뽑았습니다. 송곳니 두

개가 없어지자 상악(위 잇몸)은 발육이 안 되어 좁아지고 아래턱만 자라 주 격턱이 되었습니다. 또한 아래턱은 발달했는데 위 잇몸은 발육이 덜 되었습니다. 그런데 바로 이것이 턱관절 문제를 일으켜 뇌를 압박하고, 목뼈를 어 긋나게 하고, 척추도 더 비뚤어지게 만들어 척추분리증이 심해졌던 것입니다. 게다가 이 척추분리증이 척추전방전위증으로 악화되어 심할 때는 걷지도 못하고, 학교도 휴학할 수밖에 없었습니다.

턱관절의 문제가 전신질환을 불러왔다

이후 저는 턱관절 문제가 전신질환과 연관된다는 놀라운 사실을 몸으로 깨달았고, 그 후 본격적으로 치과 치료와 추나 치료를 병행해 턱관절 교정 및 두개골 상부경추(1번과 2번 목뼈) 치료를 시작했습니다. 치료 횟수가 거듭되면서 요통과 목 디스크는 물론 중이염과 기타 건강 상태도 점차 호전되었습니다.

또한 환자 진료 시에도 이를 적극적으로 활용해 난치병, 불치병 환자들에게 시술 후 큰 효과를 보았고, 이 임상 결과를 토대로 턱관절 문제를 해결할 수 있는 보조 장치를 개발해 특허와 의료보조기(상품명 NB, NBS)로 식약청(KFDA)허가를 받았습니다.

현재 제가 진료하고 있는 소우주한의원에서는 비교적 턱 관절 문제가 심각하지 않은 환자는 이 보조 장치를 사용하여 치료하고, 심각한 환자는 턱관절 전문 치과와 협진해서 진료를 하고 있습니다.

저 역시 이런 방식으로 꾸준히 치료하면서 불편했던 증상들이 호전되었는데, 다만 편두통과 고관절 통증은 여전히 개선되지 않았습니다. 살펴보니 어릴 때 송곳니를 발치하여 좁아진 악궁(잇몸)이 문제였습니다. 해결 방법은 좁아진 악궁을 다시 넓혀 그 자리에 임플란트를 심는 것밖에 없었습니다. 그렇게 1년 여를 고생한 끝에 임플란트가 자리를 잡자 편두통과 고관절 통증이 거짓말처럼 사라졌습니다.

모든 병은 통합적 치료를 원칙으로 해야 한다

최근 불치 · 난치병 환자 수가 급속도로 늘고 있습니다. 그런 병이 왜 생기는 것이며, 또한 어떻게 해야 그 병들을 치료할 수 있을까요?

한방에서는 환자를 대할 때 특정 환부가 아니라 몸 전체의 조화를 중요하게 여기고 접근합니다. 사람의 몸은 소우주와 같아서 조화가 어긋날 때 몸에 이상이 생겨 병으로 드러나는 것입니다. 그러므로 조화가 무너진 원인이 무엇인가를 찾아서 해결해야만 자연스럽게 병도 치료 되고, 근본 또한 치료 될 수 있습니다. 저는 이 책을 통해 구체적으로 그 방법들을 제시해볼까 합니다.

이 책이 나오기까지 많은 분들의 관심과 도움이 있었습니다. 한의원에 오신 환자 분들, 직원들과 선후배 한의사들, 저와 협진을 해오신 치과의사분들, 모아북스 이용길 사장님과 직원 여러분께 감사를 드립니다. 그분들의 격려와 응원이 제게 큰 힘이 되었습니다.

특히 발포요법을 가르쳐 주신 제게는 은사이신 신민교 교수님, 항상 지도 편달해 주시는 정우열 교수님, 턱관절을 한국에 보급하신 이상덕 박사님,

저와 현재 같은 장소에서 치과 협진을 하고 있는 방병관 원장님께 존경과 감사의 마음을 전합니다.

그리고 제 근원이신 어머니, 아내와 아라, 익현, 보경이에게도 사랑의 마음을 전합니다. 잠시라도 한의원을 비울 수 없다는 이유로 몇 년 동안 휴가도 같이 못 보내고, 주말에도 한의원을 수시로 드나드느라 가족들과 함께하는 시간이 적었습니다. 그럼에도 불구하고 한결같은 애정으로 안식을 준 가족들은 저에게 보물과 같습니다.

그리고 이제, 이 책을 읽으시는 모든 분들 또한 가족들과 건강하고 행복한 시간을 함께 하실 수 있기를 바랍니다.

2011년 8월

소우주한의원 원장 조기용

차 례

들어가는 문

4부 임상을 통해 암을 이겨낸 사람들

01

나도
병을 완치할 수 있다

1

병을 이기는 사람들의 패턴

　아래는 환자가 암 진단을 받았을 때 일반적으로 이어지는 대화를 재구성해본 것입니다. 아마 병원을 자주 드나든 분이라면 금방 이 대화를 이해하실 것입니다.

　환자 : 이제 어떻게 하지요, 선생님?

　의사 : 길은 하나입니다. 수술과 항암 치료를 받으시면 됩니다.

　환자 : 그런데 그렇게 수술하고 항암 치료를 받아도 한동안 완치가 힘들다던데요. 전이나 재발을 막으려면 어떻게 해야 합니까?

　의사 : 특별히 할 것은 없습니다.

　환자 : 그래도 심리적인 치료나 식이요법 같은 투병에 도움이 될 만한 것들이 있지 않겠습니까?

　의사 : 안타깝습니다만, 그런 것들이 암의 전이나 재발을 막아준다는 어떤 과학적 근거도 지금으로서는 찾아볼 수 없군요.

　결국 이런 대화를 나눈 환자 대부분은 처음에는 암이 낫는 듯 보이다가 재발을 겪게 됩니다.

실제로 이런 사태를 겪고 나서야 스스로 암 연구자가 되어 암 치유에 도움이 되는 자료들을 수집하고 그것으로 자신의 암을 치료한 사람들도 적지 않습니다. 이는 필자인 저 자신도 비슷합니다.

이는 우리 인체가 가진 고유의 자연방어체계의 비밀에 깊은 관심을 가져야 한다는 것을 보여줍니다. 암이 발생했다는 것은 몸이 가진 본래의 자연방어체계가 무너졌음을 보여주는 현상으로, 암을 치유하려면 결국 그 무너진 자연방어체계를 회복하지 않으면 안 됩니다. 그런데 이 자연방어체계를 회복하는 것을 병원 치료로 해나갈 수 있을까요?

물론 지금껏 서양의학은 다양한 응급 상황에서 훌륭한 치료 방법을 제시해왔습니다. 특히 세균성 질환에 대한 대처 능력은 놀랄 만한 것이었지요. 하지만 지금은 질병의 성질 자체가 많이 달라진 상황입니다. 세균성 질환보다는 잘못된 생활습관과 환경적 요인으로 인한 만성질환과 생활습관병이 기승을 부리는 시대이기 때문입니다. 암 또한 잘못된 생활습관, 식습관의 결과라는 점에서 만성질환, 생활습관병에 포함되며 따라서 이에 대처하는 서양의학의 방식도 달라져야 합니다. 그럼에도 대부분의 병원에서는 여전히 환부를 잘라내고 약물을 투여하고, 방사선을 쐬는 정도가 치료 방법의 전부입니다. 이 같은 암 치료는 사실상 위급 상황을 눈 가리고 아웅 하는 것에 불과합니다.

여기서 최초로 항생제를 발견한 의사이자 생물학자였던 르네 뒤보스가 한 말을 기억합시다. 그는 다음과 같이 말하며 서양의학의 문제점을 잘 지적한 바 있습니다.

"과학적인 의학의 유일한 문제점은 그것이 충분히 과학적이지 않다는 것이다. 현대의학은 의사와 환자가 자연의 치유력을 통해 신체와 정신에서 발휘되는 힘을 이용할 줄 알게 될 때 비로소 진정한 과학이 될 것이다.”

이는 결국 암 치료 또한 병원 치료와 더불어 신체 고유의 자연치유력을 적절히 활용할 때만이 최적의 결과를 얻을 수 있다는 것을 보여줍니다.

병에 대한 편견을 버려라

이제 암은 현대인들에게 가장 무서운 적과 같습니다. 제 할아버지께서도 제가 중학생일 때 위암으로 돌아가셨습니다. 아버지께서는 항상 입버릇처럼 아마 당신의 형제 중에도 암으로 돌아가실 분이 있을 거라고 말씀하셨습니다. 암은 가족력과 생활환경, 스트레스가 주요 발병 원인이라는 것을 알고 계셨던 것입니다. 한편으로는, 당신도 그 병을 이어받게 될지도 모른다는 불안감을 갖고 계셨을지도 모릅니다.

아버지께서는 평소 술과 담배, 고기를 즐겨 드시고 맵고 짠 음식도 좋아하시다 보니 늘 위염과 위궤양으로 고생하셨습니다. 하지만 치료 받을 때만 잠깐 조심을 하고 좀 나았다 싶으면 다시 당신의 식습관을 고집하셨습니다. 그러다 결국 마지막에 ‘위암’ 판정을 받으셨습니다. 게다가 당신의 아버지이신 할아버지께서 위암으로 돌아가시는 과정을 고스란히 지켜봤기에, 암은 절대로 못 고친다는 신념을 갖고 계셨습니다. 그래서 백방으로 치료법을 찾으며 애태우는 가족들을 만류하셨습니다. 치료도 소용없다며 식이요법과 약물 등 일체의 치료를 마다하고, 절대 몸에 칼도 대지 않겠다며 거부하시다가 결국 돌아가시게 된 것입니다. 그 이후 ‘암’에 대한 공포는 끊임없이 제 가족들을 괴롭혔고, 심지어 제 어머니 또한 2002년에 피부암 진단을 받으셨습니다.

그러나 현재 어머니는 암을 극복하시고 건강하게 지내고 계시며, 이제 저는 한 가지 사실을 단언합니다. 그 무섭다는 암도 결코 불치병이 아니라는 사실입니다.

암은 결코 불치병이 아니다

앞서 언급했듯이 제 어머니께서도 마찬가지로 암 환자셨습니다. 어느 날 어머니가 전화를 걸어 한숨을 쉬셨습니다.

"몇 달 전, 콧등에 작은 콩만 한 부스럼이 나서 동네 병원에 갔더니, 간단한 거라면서 떼어내자고 하기에 수술을 했지 뭐니. 그런데 그게 자꾸 성이 나고 점점 커지는 거야. 시간이 지나면서 더 심해지니까 덜컥 겁이 나더라고. 동네 병원 의사도 걱정이 되는지 큰 병원에 가서 검사를 좀 받아 보라는구나." 그런데 어머니를 모시고 정밀검사를 해본 결과 악성흑색종이라는 피부암 진단이 나왔습니다. 현대의학에서 피부암은 예후와 결과가 아주 좋지 않은 병 중에 하나입니다.

하지만 제가 보는 한의학적 관점은 좀 다릅니다. 암은 결과일 뿐 원인은 다른 곳에 있다고 봅니다. 전신 구조와 기능의 조화가 무너지면서 몸의 대사에 장애가 생기고, 그 때문에 독소가 배출이 되지 않고 몸 구석구석에 쌓여 결국 피부로 드러나는 것이 피부암이라고 보고 있습니다.

어머니는 젊었을 때부터 두통과 불면증, 관절염이 있으셨고 노년에는 고혈압과 당뇨병 등으로 고생하셨습니다. 원인을 짚어보니 젊은 시절 충치 때문에 어금니를 발치한 이후 빈자리를 그대로 두어 전체적으로 치아가 부실하고, 이로 인해 턱 관절에 문제가 생기고 경추가 어긋난 것으로 진단되었습니다.

의사를 자식으로 둔 제 어머니는 아들이 자랑스러우셨는지 자식의 말이라면 철석 같이 믿고 따르는 분이십니다. 그래서 제가 권하는 것은 하나도 놓치지 않고 강한 신뢰를 가지고 따르셨으며, 덕분에 그 치료 효과도 대단했습니다. 먼저 부정거사(扶正祛邪) 해독보원(解毒補元)이라는 한의학의 원리에 따라, 구조와 기능을 바로잡고 해독요법으로 피를 맑게 하여 면역을 높이는 데 주력했습니다. 그러자 전체 건강이 좋아지면서 피부암도 나아서 지난 10년의 세월 동안 그리고 지금까지 건강하게 잘 지내고 계십니다.

제가 활동하는 모임의 회원 모친분도 마찬가지입니다. 그분은 위암 식도암 3기 진단을 받았습니다. 83세라는 연세도 연세지만 너무 쇠약해서 수술도, 항암 치료도, 방사선 치료도 할 수가 없습니다. 그분은 척추가 심하게 굽어 있었고 틀니를 하신 상태였습니다. 회원은 모친의 얘기를 하면서, 그저 돌아가실 때까지 집에 모시면서 원하시는 대로 해드리겠다고 했습니다. 저는 안타까운 마음에 한번 어머니를 모시고 오라고 했습니다.

진찰해보니 위장에서 큰 덩어리가 만져졌고 이미 병이 심하게 진전된 상태였습니다. 저는 한의학의 원리대로 한 달 동안 환자를 돌보며 치료했습니다. 다행히 아들 집에 머물면서 치료에 집중한 덕에 모친께서는 질병이 호전되어 하루하루 얼굴빛이 달라졌습니다.

그 후 이분은 시골로 내려가 그동안 배운 대로 몸 관리와 약물 치료를 잘하고 계십니다. 2010년 10월 1일부터 치료를 시작했고, 12월 15일이 됐을 때는 건강을 자신하며 검사를 해보고 싶다고 했습니다. 그 결과 위암의 흔적이 완전히 사라졌을 뿐만 아니라 전체적으로 건강이 좋다는 결과가 나왔습니다. 현재는 무좀도 사라지고 손톱도 젊은 사람같이 깨끗해져서 자녀들도 신기하다고 합니다. 하지만 이것은 신기한 것이 아니고 당연한 것입니다. 피가 맑아지고 어혈이 없어지니 몸이 재생될 때 제대로 된 것이지요. 이것이 "인체는 소우주"라는 한의학적 원리입니다.

암 진단 후 스트레스를 잊어라

사람이라면 누구나 삶의 마지막 순간 잠자듯이 죽기를 소원합니다. 하지만 우리 현실은 그렇지 않습니다. 우리나라 사망 원인 1위가 암이며, 암 중에서도 위암이 가장 많이 발병하는 것으로 집계된 바 있습니다.

암은 그야말로 고통스러운 병입니다. 일단 암 진단을 받은 분들은 통증에 대한 두려움을 느낍니다. 그래서 암으로 고통 받기 전에 스스로 자살을 선택하는 분도 있습니다. 처음에는 진통제를 사용하다가 점차 양을 늘리게 되고, 그 다음에는 마약성 진통제를 사용하게 됩니다. 하지만 마약성 진통제도 한계가 있어서, 너무 강하게 사용할 경우 중추신경 억제로 인한 호흡마비 증세가 나타날 수 있습니다. 그 다음부터는 오로지 본인의 의지와 인내로만 통증과 맞서야 합니다. 암세포는 생명력이 강하고 빠른 시일에 쉽게 전이됩니다.

그렇다면 이 무서운 암은 과연 하늘에서 뚝 떨어지는 걸까요? 그렇지 않습니다. 모든 병에는 반드시 원인이 있고, 그 원인을 제거하면 병은 사라지는 것입니다. 또한 최근 암은 우리에게 익숙한 병이기도 한 만큼 철저하게 대비하고 치료하면 반드시 완치될 수 있습니다.

실로 2010년 4월 26일 중앙일보에는 "80세까지 살면 32%가 암에 걸리고 국내 사망자 28%는 암으로 숨져"라는 제목의 기사가 실렸습니다. 저 출산으로 인구가 줄어드는 반면 암 환자 수는 급속도로 증가하고 있는 것입니다. 하지만 절망적인 상황만은 아닙니다. 의술과 치료제의 발달로, 암에 걸렸다 해도 100명 중 57명은 살 수 있기 때문입니다

암을 이긴 사람들의 대처법

같은 암이 걸려도 누구는 살고 누구는 죽는 것을 그저 하늘의 뜻이라고 한다면 어쩔 수 없겠습니다만, 암을 이긴 사람들에게는 그들만의 강력한 생활과 심리 패턴이 있다는 사실은 결코 부정할 수 없습니다. 많은 임상을 진행해온 결과, 저는 암을 이겨낸 사람들에게서 몇 가지 동일한 패턴을 발견할 수 있었습니다. 바로 심리적 불안을 이겨내고 식습관과 생활습관을 철저하고 건강하게 지켜내려는 의지입니다.

- 스트레스는 무조건 버린다

암의 원인은 다양하지만 최근 현대사회에 급증한 스트레스가 암, 나아가 고혈압, 당뇨병 등의 만성병을 유발한다는 사실은 잘 알려진 바입니다. 스트레스가 발생하면 우리 몸에서는 코티졸과 아드레날린과 같은 스트레스 호르몬이 발생하고 이것들이 자율신경의 균형을 깨뜨려 활성산소와 유독물질을 체내에 분비합니다. 한의학적으로도 이것은 혈류와 기의 흐름을 방해하고 면역력 형성에 장애를 일으키는 무서운 독과 같습니다. 그런 면에서 세상살이 편하게 마음먹고, 물욕과 명예욕 같은 욕심을 내려놓고 최대한 마음 편하게 살아가겠다는 결단이 중요합니다.

실로 스트레스를 내려놓자 스트레스가 유발하는 건강하지 못한 사고와 행

동이 급속히 줄고, 나아가 질병 치료에 중요한 전환기가 되는 경우를 저 역시 여러 번 보았습니다. 실제로 암과 만성병 발병률이 가장 적은 이들이 종교인이라는 통계 또한 '신에게 모든 걸 맡기고 편히 맘 먹는다' 는 종교인들의 특성 때문이라는 분석도 일리가 있습니다.

- 식습관과 생활습관을 교정한다

먹는 것과 입는 것, 자고 일하는 것, 이 모두가 우리의 건강과 직접적인 연관을 가집니다. 쉽게 말해 식습관과 생활습관은 우리 건강의 텃밭입니다. 텃밭이 나쁘면 그 안에 뿌린 씨도 썩거나 변질되어 건강한 나무가 자랄 수 없는 것처럼, 암이나 만성병도 이 바탕을 소홀히 해 독성 물질을 몸 구석구석에 쌓은 결과입니다.

일단 질병에 걸리면 긍정적인 마음가짐으로 자신을 돌아보고 잘못된 습관들을 하나둘 고쳐나가 완전한 열매를 맺겠다는 결단이 필요합니다.

- 자신의 병에 대해 의사만큼 알아야 한다

많은 환자들이 처음에 진단을 받으면 "제가 왜 병에 걸렸는지 모르겠어요.", "제 병이 왜 생긴 겁니까?" 라고 묻습니다. 이는 의사야말로 환자의 건강을 책임져주는 권위자라고 믿어서입니다. 물론 의사의 조언과 치료법은 환자의 질병 개선에 큰 도움이 되며 결정적인 영향을 미치기도 합니다. 하지만 암을 고친 대부분의 사람들은 의사에게 전적으로 기대기 전에 자신의 질병과 관련해 박학다식한 지식을 갖추기 위해 노력한 사람들이 대부분이라는 사실은 중요한 점을 시사합니다.

결국 자신의 질병이 어디에서 생겼는지 자신의 습관과 특수성을 돌아보고, 질병을 개선시키기 위해 어떤 노력을 해야 할지를 숙고하고 실천하는 사람만이 질병을 이길 수 있다는 뜻입니다. 자신의 몸 상태와 질병의 원인에 대해 누구보다도 잘 아는 것은 사실상 그 자신이기 때문입니다.

2

암을 극복한 사람들의 공통점

"수술할 때까지는 몰랐는데, 항암 치료가 시작되니 오히려 더 힘들다. 머리카락이 빠지기 시작하고 피부색도 검게 변했다. 오늘 처음으로 눈물이 나왔다. 이제야 내가 암이라는 무서운 병과 싸우고 있구나 하는 생각이 든다."

45세의 한 여성은 유방암 수술을 받은 뒤 항암 치료를 시작하면서 자신의 심경을 이렇게 적었습니다. 질병과 싸우기 시작할 때는 용감했던 사람도 이처럼 갑작스럽게 외모의 변화를 겪게 되면 심리적인 충격을 받습니다. 여자의 경우라면 특히 더합니다.

서울삼성병원에서 여성암 환자들을 대상으로 조사한 결과 대부분이 항암 치료 때문에 외모에 변화가 생겨서 상당한 스트레스를 받았다고 대답했습니다. 90% 이상이 외모 변화 때문에 밖에 나가지 않고, 가족들과 마주앉아 밥 먹기를 꺼렸으며, 심지어 배우자와 등을 돌린 경우도 있었습니다. 심리적인 위축이 대인관계를 엉망으로 만들어버린 것입니다.

"아무리 가발과 두건, 모자를 써도 머리카락이 없는 데서 오는 스트레스는 사라지지 않았다. 어떤 때는 암 환자라는 사실보다 머리카락이 빠지는 게 더 싫었다."

유방암으로 항암제 치료를 받은 한 여성의 고백입니다.

암을 이긴 이들은 자신에게 맞는 치료 방법을 택했다

우리는 누구나 암에 걸릴 수 있습니다. 하지만 같은 병에 걸렸더라도 그 것을 이겨내는 방법은 제각각 다릅니다. 머리카락이 빠지고, 신체의 일부를 절단하고, 힘겨운 항암 치료로 약에 취해 몽롱하게 지내는 것이 싫다면, 그 것을 해결할 수 있는 또 다른 방법을 강구해야 합니다.

언젠가 암 병동에 한동안 입원했던 제 환자 중에 한 분이 한 말이 있습니 다. 남녀노소 가릴 것 없이 모두 같은 환자복을 입고 힘없이 누워 있는 모습 을 보면 슬프고 안쓰러운 것을 넘어 '왜 우리가 이러고 있나, 이렇게 조용히 누워서 죽음을 기다리고 있나, 왜 좀 더 적극적으로 삶을 되찾으려 하지 않 나' 하는 생각이 들었다는 것입니다.

현대의 암 치료 방법은 대부분 서양의학에 의존한 항암 치료와 절제 수술 일변도의 치료입니다. 이 치료를 받다 보면 대부분은 인간으로서의 존엄을 잃어버리고, 나아가 체력의 약화와 심리적 상처, 그 외에 수많은 복병들로 인해 조금씩 무너지게 됩니다.

질병을 고친다는 것은 그 자신의 존엄을 되찾고 살고자 하는 의지를 통해 새로운 생명력을 얻어가는 일이어야 합니다. 실로 암을 치료한 이들은 세상 에는 다양한 치료법들이 존재하고, 자신에게 가장 맞는 치료법을 찾기 위해 꾸준히 연구하고 수소문한 이들입니다. 즉 이들은 현대의학의 도움이 모든 암 환자를 살리는 것은 아니며, 자신에게 걸맞은 또 다른 치료법이 있음을 믿고 실천한 셈입니다. 나아가 이들은 앞서도 설명했듯이 스트레스를 불러오는 모든 욕심을 버리고 병을 치료하고 하루하루 건강해지는 것에 새로운 승부를 걸고 그 효과를 즐겼습니다.

암과 대항할 철저한 준비 계획표를 짠다

세상에 그냥 얻어지는 것은 없습니다. 암을 극복하고 난 많은 분들이 "제2의 인생을 얻었다"고 말씀하시는데, 여기에는 다양한 의미가 내포되어 있지만 다음의 두 가지가 가장 크지 않을까 싶습니다. 첫째는 몸이 아파보니 돈이나 명예, 그 외의 많은 욕심들이 부질없이 느껴지고 삶에 대한 새로운 가치관을 세웠다는 의미일 테고, 둘째는 큰 위기를 겪고 넘겨보았으니 삶에 대한 의욕이 넘치고 두려움이 사라졌다는 의미일 것입니다.

어느 쪽이건 간에 질병을 극복하고 이겨본 경험은 삶에 새로운 지표를 세우는 데 도움이 될 수밖에 없습니다. 그러나 이 극복기는 절대 그냥 얻어지는 것이 아닙니다. 이처럼 암을 극복한 사람들 대부분은 암에 대한 다양한 극복 방법을 연구하고 그를 통해 자신의 삶 자체를 투병으로 전환시킨 사람들이자, 하루하루 그 투병일기로 새로운 삶을 써내려간 이들입니다.

이는 비단 암뿐만 아니라 다른 질병에서도 마찬가지입니다. 사실상 질병 치료는 병원에서 해주는 것이 아닌가 생각하는 분들이 계실지 모르겠지만, 병원의 매뉴얼은 모든 환자들에게 일률적으로 적용되는 것일 뿐 개개인의 특수성은 고려되지 않습니다. 그렇다면 암 치료를 위한 준비로는 무엇이 있고, 어떤 부분이 가장 중요한지 이어지는 장에서 함께 살펴봅시다.

03

치료를 위한 3단계 마음 준비

많은 분들이 잘 아시겠지만 치료란 단순히 증상만 제거하는 것이 아닙니다. 여기서 한 걸음 더 나아가 몸의 근본을 치유함으로써 비정상적인 부분을 정상으로 돌려 그 상태를 꾸준히 유지하는 것도 포함됩니다.

또한 태어날 때는 건강했던 몸이 망가지는 데 오랜 시간이 걸린 만큼, 서서히 비정상으로 기운 몸을 다시금 건강하게 돌리는 데도 많은 시간이 필요합니다. 특히 암은 우리의 생활습관 등과 깊은 연관이 있는 만큼 더더욱 그렇습니다. 많은 이들이 암 투병을 장거리 달리기 또는 긴 항해라고 표현하는 것도 이 때문입니다.

1단계 : 조급한 마음을 버리고 시작한다

현대 서양의학의 눈부신 발전은 한때 인류에게 '치료하지 못할 질병이 없다'는 부푼 기대감을 안겨 주었습니다. 실로 서양의학은 일전에는 치료가 불가능했던 대부분의 질병들을 치료하는 신기원을 이루었습니다. 그러나 최근 들어 만성병, 난치병 등이 횡행하면서 기계적 절제술, 항생제의 남용 같은 현대의학의 치료 방법이 의심받고 있는 것이 사실입니다.

서양의학의 핵심은 대증요법입니다. 대증요법이란 국소 부위의 질병을 치료함으로써 증상을 제거하는 데 그 목표가 있습니다. 하지만 현재 우리가 겪고 있는 암과 여타 만성병의 경우는 결코 국부적 치료만으로는 완치될 수 없을뿐더러 무리한 대증요법으로 인해 오히려 상태가 악화되는 경우도 적지 않습니다.

이 때문에 최근 들어 대체의학이라 불리는 다양한 형태의 자연요법이 큰 각광을 받게 되었습니다. 대체의학은 서양의학과 달리 우리 몸의 질병을 국소적인 것이 아닌 전체적인 것으로 인지하고, 치료 또한 인체 전반에 행함으로써 무너진 저울추를 바로잡아 자연적인 치유를 기대합니다.

암 치료 또한 마찬가지입니다. 단순한 방사선 항암 치료나 절제술로 암세포를 떼어낸다고 해도 그것만으로는 결코 온전한 건강을 누릴 수 없습니다. 중요한 것은 암을 일으킨 원인과 근본을 규명하고 전체적인 관점에서 그것을 바로잡아가는 일입니다.

따라서 암 치료의 첫 단계는 단시간에 병을 낫게 하겠다는 조급한 마음을 버리고 긴 호흡으로 건강 지도를 그리는 것입니다. 이는 장거리 달리기를 하는 선수와 단거리 달리기를 하는 선수의 호흡법이 다른 것과 같은 이치입니다.

2단계 : 자신의 병에 대해 치열하게 공부하고 분석한다

서양의학, 동양의학, 대체의학 등 각 분야에서 활동하는 의사들은 모두가 상당 기간 동안 방대한 공부를 마친 사람들입니다. 그래서 이들에게는 '전문가'라는 권위가 주어지고 많은 환자들이 그들에게 자문을 구합니다.

그러나 '지피지기면 백전백승'이라는 말이 있습니다. 이는 질병에서도 마찬가지입니다. 같은 약을 써도 어떤 이에게는 걸맞고 어떤 이에게는 그렇지 않은 것처럼 개개인마다 몸 상태와 질병의 원인은 조금씩 다를 수 있는데, 그것을 가장 잘 알고 자신의 항로를 결정할 수 있는 것은 그 자신입니다. 실제로 환자들을 만나다 보면 암에 걸린 후 자신의 질병에 박학다식한 박사가 된 이들이 적지 않습니다. 그들은 수많은 책들과 미디어들을 이용해 그간 몰랐던 자신의 질병에 대해 공부하고, 그것을 이겨낼 방법을 정보와 지식을 통해 쌓아갑니다.

'아는 것이 힘'이라는 말은 질병에도 해당됩니다. 관련 서적, 의료전문지, 다양한 강연, 임상 실험 결과, 신문의 건강 섹션처럼 우리 스스로 질병의 박사가 될 수 있는 기회가 얼마든지 있고, 결과적으로 이를 잘 활용하는 이들이 질병에서 승리자가 될 수밖에 없습니다.

3단계 : 철저한 계획을 세워 지킨다

암을 이겨낸 분들을 보면 '극기복례'라는 말을 절로 하게 됩니다. 자신을 극복해내고 보다 나은 인간으로 완성되는 과정이 바로 암 투병에 있습니다. 그만큼 암 투병의 길은 철저하고 고독할 수밖에 없습니다.

아마 어린 시절 여러분도 한두 번쯤 시험공부 계획표 같은 것을 짜본 적이 있을 것입니다. 아니면 대학 입시를 앞두고 성적을 올리기 위해 하루 계획을 충실히 수행해본 적이 있을 것입니다. 그뿐일까요. 직장에 들어가서는 업무 계획표를 세웠을 테고, 한 푼 한 푼 모아 집을 장만하기 위해 가계부와 저축 통장을 기입해본 적도 있을 것입니다.

암 치료도 이와 비슷합니다. 자신이 할 수 있는 한도 내에서, 그러나 철저하게 생활을 바꾸고 그것을 지켜나가야 합니다. 하지만 한 가지 더 명심할 부분이 있습니다. 다음을 봅시다.

완치할 수 있다는 확신을 가져라

환자들의 이야기를 들어보면 "나는 암 환자야." 이 말을 꺼내기가 쉽지 않다고 합니다. 그 순간 이미 다른 이들이 그를 죽은 사람처럼 대하고, 그 자신도 그렇게 느끼게 되기 때문입니다. 하지만 암 투병에 이골이 난 이른바 '고수' 분들은 그렇지 않습니다. "나 암 환자야. 그래서 말인데…"라고 말합니다. 위에서 저는 철저한 수칙을 강조했습니다. 이는 결국 자신이 암 환자임을 인정하고 암 환자로서 최상의 상태를 누리기 위해 할 수 있는 모든 일을 다하는 것을 의미합니다. 생활을 바꿔야 한다면 그것을 바꾸고, 술 담배를 끊어야 한다면 그래야 합니다. 때로는 사랑하는 가족들과 멀리 떨어져 있게 될 수도 있습니다. 다만 그것이 마냥 슬픈 일일 이유는 없습니다.

제가 아는 어떤 분은 암 진단을 받은 이후 저에게 치료를 받으면서 무서울 정도로 철저하게 식단과 운동 계획표를 고수했습니다. 다만 그분은 나약한 자신을 받아들이고 주변에 그런 상황에 대해 양해를 구했습니다. 그는 여전히 직장을 다니면서도 점심시간에 생식을 했고, 야근을 거절하고 곧바로 집으로 돌아와 운동을 하는 생활을 2년 반 동안 했습니다. 아마 모두가 쉽지 않은 일이었을 것입니다만, 그를 본 많은 이들이 결국은 그의 의지에 감복하고 그를 돕게 되었습니다.

무엇이건 철저히 하면 좋은 결과가 나옵니다. 스스로가 암 환자임을 알고 시작하는 것과 그것을 부정하고 시작하는 것은 계획과 준비의 질부터 다를 수밖에 없습니다. 자신의 상태를 인정하고 가늠해본 뒤, 자신이 할 수 있는 일을 꾸준히 지켜가는 것이 중요합니다.

4

살기 위해 병원을 찾는 사람들이 알아야 할 것들

암 치료의 시작은 진단입니다. 그 뒤에는 길고긴 치료가 이어집니다. 또한 치료만으로 끝나는 것이 아닙니다. 그렇게 회복된 건강 상태가 꾸준히 이어질 수 있도록 환자의 건강 상식부터 습관까지 교정하는 것이 진정한 치료의 마무리입니다. 이 같은 사실을 바탕으로 가장 이상적인 진단과 치료를 구성해보자면 아마 다음과 같을 것입니다.

몸에 이상을 느낀 환자가 병원을 찾으면 의사와 긴 면담을 진행하며 다양한 인터뷰를 진행합니다. 그저 성별과 연령만이 아니라 환자의 직업은 무엇이고, 어떤 음식을 좋아하며, 어떤 심리적 문제가 있는지, 어떤 병적 상태가 나타났고, 그 주관적 원인과 객관적 원인은 무엇인지 등등 다양한 정보를 차트에 기입합니다. 이후에는 그를 토대로 진단에 필요한 몇 가지 검사들을 살펴보고 실시합니다. 의사는 그렇게 나온 진단 결과를 단순히 증상으로만 살펴보는 것이 아니라 종합적인 안목에서 살펴보고 다시금 면담을 진행하며 환자의 병적 상태의 원인을 찾아봅니다. 그런 뒤 환자에게 장기간의 치료에 대해 충분히 그 필요성을 설명한 뒤 한 단계씩 치료 과정을 밟아가며,

그 와중 환자와 의사도 동반적 관계로 서로를 신뢰하게 됩니다.

자, 여기까지가 이상적인 병원의 형태입니다. 그러나 우리의 현실은 어떨까요?

병원에 가면 으레 벌어지는 일들

한번은 위암에 걸린 환자 한 분이 자신의 경험담을 처절하게 풀어놓으신 적이 있습니다. 평소에 위궤양을 자주 앓았는데, 어느 날 속이 쓰려 밥을 먹지 못하는 상태에 이르러 위내시경을 받자는 가족들의 권유로 대학병원에 예약을 했던 일을 이야기해주었습니다.

당시 그렇게 예약을 한 뒤 들은 대답은 "예약이 밀려 3주 이상 기다려야 한다"는 것이었습니다. 급한 대로 가까운 병원에서 예약을 하려 했지만 그래도 늦은 나이의 검진이다 싶어 유명한 병원에서 3주를 기다려 특진까지 신청했다고 합니다. 그렇게 위내시경을 하고 결과를 받는 데까지 또 한동안 시간이 흐르고 그 동안 환자는 고스란히 고통을 감내해야 했습니다. 그나마 결과가 일찍 나와 다행히 암 소견은 아니었고 심한 궤양이라는 이야기를 들었습니다. 상담 중에 결과를 이야기한 의사는 곧바로 처방을 내렸고, 그 대단한 특진은 불과 3분도 안 되어 끝이 났습니다. 병의 원인은커녕 예방법도, 심지어 위로 한마디나 생활 속 주의조차 들을 시간이 없었습니다. 이후 그는 또다시 위궤양에 걸리고 낫기를 반복했고, 결국 또다시 특진을 통해 위암 진단을 받았습니다.

의사와 환자 사이에는 신뢰와 노력이 필요합니다. 만일 위암에 걸릴 위험이 농후하다면 시간을 들여 그것을 지적해주어야 합니다. 그러나 대형 유명

병원의 상업화가 고도화되고 이에 따라 바쁜 일정에 쫓기는 의사들은 환자 한 사람당 최소한의 시간을 할애할 수밖에 없습니다. 이 모든 것이 합리적이고 효율적인 것을 추구하는 선진국형 의료의 한국적 변질이라 할 만하고, 이 또한 세계적 추세이니 사실상 우리 병원과 의사만 뭐라고 나무랄 수도 없는 노릇입니다. 이렇게 안 하면 병원 경영이 안 되는 의료 시스템의 한계 때문이지요.

암, 검사와 검진부터 위험하다면?

대부분의 사람들은 질병의 징후가 나타나면 대학병원이나 대형병원을 찾게 됩니다. 이는 암도 마찬가지입니다. 동네 병원에서 끊어주는 진단서를 들고 큰 병원에서 다시금 재진단과 소견을 받게 됩니다.

이렇게 병원에 가면 정확한 진단을 위해 첨단 기계를 이용하여 각종 검사와 검진을 하게 됩니다. 그러나 이러한 검사, 검진에서 방사선 노출의 위험이 지적되고 있습니다. 최근 특별한 이상이 없는 사람들 중에도 예방 차원에서 매년 정기검진을 받는 수요가 늘면서 방사선 노출 우려가 커지고 있는 것이지요.

암의 치료나 질병의 진단을 위한 과정에서 발생하는 방사선은 일시적인 것이 아니라 평생 몸 안에 쌓입니다. 그리고 이러한 방사선이 문제점으로 지적되는 이유는 방사선이 암 발생 확률을 높이기 때문입니다. 또한 이때 사용하는 조영제도 사진을 잘 나오게는 하지만 간 · 신장 등 장기에 부담을 주고 면역력 저하를 불러옵니다.

각종 검사와 방사선 노출량

구 분	방사선량(mSv)	가슴X선 검사(장)	자연방사선노출량
가슴 X선 검사	0.02	1	3일
관상동맥CT(64채널)	10.5	400	3년
심혈관조영술	2.1~7	105~350	0.9~2.9년
심혈관확장술(스텐트)	7.5~57	375~2,850	3~23년
경동맥스텐트	10	500	4.1년
심장핵의학검사	17	850	7년
유방암촬영	0.13	6	18일
복부단층촬영(CT)	10	500	3년
PET CT(암검사)	5~25	250~1,250	2.3~11.5년

출처 : 영국 심장학회지, 2007년

위의 도표에서처럼 관상동맥 CT를 찍으면 가슴 X선 400장을 촬영하는 것에 해당하는 방사선에 노출됩니다. 또한 만약 관상동맥 CT를 촬영한 환자가 심장조영술까지 하게 되면 가슴 X선 105~350장을 촬영한 것과 맞먹는 방사선에 또다시 노출되며, 심혈관확장술을 하면 375~2,850장을 찍은 것과 같은 방사선에 노출되는 것을 알 수 있습니다. 검사에서 치료까지, 방사선 노출량을 따져보면 "빈대 잡겠다고 초가삼간 다 태운 꼴"이 아닌가 싶습니다.

물론 방사선 노출은 기계를 이용한 검사와 검진, 치료 과정에서만 발생하는 문제가 아닙니다. 태양빛에도 방사선이 포함되어 있어서, 평생 동안 자연광에 의한 방사선 노출도 무시할 수가 없습니다.

그러나 이처럼 방사선 노출이 축적되면 암 발생률을 높일 위험이 있으므로 불필요한 검사는 자제할 필요가 있습니다. 암이나 특정 질환이 의심될 때는 부득이 검사가 필요하겠지만, 정상인이 단지 건강검진을 목적으로 CT 촬영을 하는 것은 자제하는 것이 좋다는 뜻입니다.

실로 말기 암 선고를 받은 이후 저희 한의원에서 열심히 관리하여 증세가 많이 좋아진 환자들 중에서도 가족들이 확인해보자면서 성화를 하는 바람에 병원에서 검사를 한 다음 증세가 급격히 나빠지는 경우가 종종 있습니다. 따라서 증세가 호전되었다고 하더라도 일정 기간이 지나 면역력이 회복되기 전까지는 CT나 MRI가 아닌, 간단한 검사를 통해 진전의 정도를 확인하는 것이 좋습니다.

암은 그 자체가 치명적이라기보다는 암으로 인해 몸속에 독소가 쌓이고, 그로 인해 고통을 겪으면서 결국 죽음에 이르는 것입니다. 따라서 무작정 검사를 받기 전에 암 치료에서 무엇보다 중요한 것은 암이 어디에서부터 시작되었는지, 그것을 찾아 교정해주는 것임을 알아야 합니다. 이런 상황에서 무작정 방사선을 쐬고 진단을 내린다 한들 그것이 과연 얼마나 효과적인 치료로 이어질 수 있을지는 사실 의문입니다. 진단법부터 해로운 치료는 그 과정 또한 다르지 않기 때문입니다.

신뢰감을 주는 좋은 의사를 찾아라

환자 진료는 의사의 가장 중요한 특권이자 의무입니다. 환자의 질병 상태를 상세히 살펴서 적절한 치료 방법을 찾아낼 줄 아는 의사가 훌륭하다는 건 누구나 아는 사실입니다.

하지만 현대 대한민국의 일반 병원 진료에서 상세한 문진, 고통에 대한 공감과 위로를 찾아본다는 것은 어불성설입니다. 한 통계에 의하면 대한민국 의사들의 평균 환자 진료 시간은 고작 3분에 불과하다고 합니다. 즉 한 환자를 만나서 그의 상태를 확인하고 질병을 진단하는 데 3분이 전부라는 뜻입니다.

이는 환자의 질병 진단과는 별개로 치료의 중요한 일부라고 할 수 있는 의사로서의 공감과 위로를 전달할 시간조차 없다는 것을 의미합니다. 진료 시간에 무슨 공감이 필요하냐고 되묻는 분도 계시겠지만, 공감은 환자의 상태를 정확히 파악하는 데 중요한 능력일 뿐 아니라 특히 암처럼 치료기간이 긴 질병에서는 중요한 치료 과정의 일부입니다.

환자도 의사도 서로에게 마음을 열어야만 치료에 대한 신뢰와 인내를 가지고 임할 수 있기 때문입니다.

이는 현대의학이 발달한 미국도 마찬가지인가 봅니다. 미국의 존스홉킨스 대학 보건대학원의 연구팀이 한번은 의사의 공감 능력이 환자의 신뢰에 미치는 영향을 조사했습니다. 그 결과 비록 고작 40초라고 할지라도 공감을 보여주고 고개를 끄덕이는 의사의 치료에 환자들이 더 큰 신뢰를 보이는 것으로 나타났습니다.

좋은 의사는 쉽게 말해 '환자가 믿고 따라갈 수 있는 의사'입니다. 과연 수차례 병원을 오간 경험이 있는 여러분은 그중에 몇 사람이나 좋은 의사를 찾았습니까?

좋은 의사를 찾아 병 치료를 의지하는 것은 환자의 회복이나 병세 악화에 중대한 영향을 미칩니다. 따라서 내 질병에 귀를 기울여주는 의사, 신뢰를 줄 수 있는 좋은 의사를 찾는 일이야말로 질병 치료의 중요한 첫걸음일 것입니다.

02

현대병 완치가 어려운
이유는 무엇인가?

1

질병은 왜 생기고 어떻게 고치는가?

병을 치료하려면 병이 어디에서 시작되었는지, 그 원인이 무엇인지를 의사뿐만 아니라 환자도 정확히 알아야 합니다. 근본을 알지 못한 채 증상만 없앤다고 병이 치료되지는 않습니다. 증상이야 일시적으로 없어지겠지만 뿌리를 캐지 않으면 결국 다시 병이 고개를 들 것입니다. 그렇다면 병은 과연 어디에서부터 시작되는 것일까요?

현대병을 발병시키는 일반적 원인은?

최근 등장한 다양한 질병과 사망 통계는 평균 수명이 80세 이상인 고령화 사회에서 발생하는 어쩔 수 없는 추세일지도 모릅니다. 그렇다면 이렇게 현대병 발생율과 사망률이 높아진 이유는 무엇일까요?

누구나 쉽게 짐작하듯 암 역시 현대병의 일종으로서, 그 직·간접적인 원인으로 식습관과 스트레스를 손꼽을 수 있습니다. 그리고 제 개인적인 임상 경험으로는, 교통사고나 외상 후 오랜 시간이 경과한 뒤에 암이 발생하는 것을 많이 보았습니다. 추측컨대 그 이유는, 사고를 당하면 몸에 충격이 작용하여 두개골, 턱관절, 경추, 척추 등의 구조가 틀어지고 기능에 문제가 생긴 채 오랜 시간이 경과하면서 대사산물과 독소가 축적되기 때문입니다.

또한 육류와 단백질 섭취가 많고, 상대적으로 식이섬유가 부족한 서구식 식습관을 가진 사람들도 대장암과 직장암, 췌장암, 난소암, 전립샘암, 방광암 등에 많이 걸립니다. 술을 많이 마시는 사람은 간암, 구강암, 식도암, 편도암에 걸릴 확률도 높습니다. 특히 술을 마실 때 담배를 피우면, 알코올이 담배 내의 발암물질을 녹이면서 구강과 식도의 점막을 자극해 암 발생 확률이 더욱 높아집니다.

우리나라 사람에게 가장 많이 발생하는 위암과 간암은 짜고 맵게 먹는 데 원인이 있습니다. 짜고 매운 음식들은 위벽을 자극하고 스트레스 수치를 높여 위와 간에 다양한 질병을 일으키는 원인이 됩니다.

특히 소금에 오래 절인 생선, 젓갈 등에는 페놀 합성 발암물질이 생기는 것으로 알려져 있습니다.

반면 식생활과 관계없이 발생하는 암도 있습니다. 자궁경부암이 그것인데, 자궁경부암은 헤르페스 바이러스라는 병원균이 원인인 경우가 많습니다. 자궁경부암은 일찍 성경험을 하거나 문란한 성관계, 잦은 임신과도 관계가 있다는 보고가 있습니다.

이외 대부분의 암은 "원인불명"으로, 유전이나 생활습관, 식습관과 상관없이 발병합니다. 또한 발병 원인을 가지고 있다고 해서 모두가 암에 걸리는 것도 아닙니다.

그러나 시작점은 뇌다

또 하나, 모든 병의 시작점을 '뇌'라고 한다면 어떤 생각이 드십니까? 아마 고개를 갸우뚱하는 분들이 많을 것입니다. 하지만 우리 뇌는 그저 생각하고 행동을 지시하기만 하는 기관이 아닙니다.

예를 들어 주변에서 흔히 걸리는 감기를 보겠습니다. 우리 몸의 바이러스 대항 체계는 우리 장기 중에 뇌와 가장 긴밀한 연관이 있습니다. 뇌 중에는 뇌하수체가 있는데, 이 뇌하수체는 호르몬을 생산하거나 분비하고 조절하는 역할을 합니다.

이때 뇌하수체가 분비하는 이 호르몬은 아주 중요한 기능을 하는데, 이는 호르몬이 면역 체계 요소들을 주관하기 때문입니다. 면역 림프구 세포들이 바이러스를 공격하면, 뇌로 들어가는 혈류를 통해 그 정보가 뇌로 전달되고, 뇌에서 상황에 맞게 면역 체계의 성질을 바꿀 수 있는 호르몬을 생산하거나 중단함으로써 림프구의 활동을 돕는 것입니다. 즉 오케스트라의 지휘자처럼, 몸을 보호하기 위해 거기에 맞는 호르몬들을 분비하거나 조절하는 역할을 하고 있는 셈입니다.

그런데 이때 뇌에 문제가 생겨서 이러한 기능을 제대로 할 수 없다면 어떻게 될까요?

호르몬 분비가 원활하지 않고 림프구가 제대로 활동하지 못하면, 면역 체계가 발동하지 않아 손쉽게 질병에 걸리게 됩니다. 즉 뇌가 움직여 주지 않으면 건강을 지킬 수 없다는 뜻입니다.

이는 감기 같은 가벼운 질병뿐만 아니라 암에서도 마찬가지입니다. 암의 원인이 아직 다 밝혀지지 않고 있습니다만, 그 시작점이 어디인지는 분명히 알 수 있습니다. 어떠한 원인으로 변성한 세포를 뇌에서 미처 인식하지 못해 대처가 제대로 이루어지지 못하면서 암이 발생하는 것입니다.

인체의 모든 면역 기능의 배후에 뇌가 있다

심장이 제대로 운동하여 혈액순환이 원활했다면, 신장과 간장이 제 기능을 다했다면, 그 밖에 내장기관과 피부, 몸의 구성 요소들이 조화롭게 맡은 일을 잘 해냈다면, 우리 몸도 병에 걸리지 않을 것입니다.

그리고 그것들이 제대로 움직이고 기능하도록 하는 배후에는 '뇌'가 있고, 이 뇌는 두개골 안에서 보호받으면서 원활히 운동하고 숨을 쉬어야 제 기능을 할 수 있습니다.

뇌 중에서 뇌하수체는 호르몬을 생산하고 조절하는 역할을 하고 있는데, 호르몬의 작용이 원활해야 면역 체계가 튼튼해지고 세포의 생성과 소멸에 문제가 없으며 대사가 잘 이루어집니다.

또한 뇌에서 생산된 뇌척수액이 순환하면서 대사에 원활히 관여해야만 건강에 이상이 없습니다. 그런데 이때 두개골과 턱관절, 목뼈와 허리뼈가 눌리거나 틀어져 있으면 어떻게 될까요?

분명히 뇌가 움직이고 숨을 쉬는 데 방해가 됩니다. 뇌척수액이 흐르는 길이 틀어지고 막혀 제때 제대로 공급되지 못하기 때문입니다. 즉 뇌는 우리 몸의 주체요 생명력의 원천이며, 이 두뇌 활동에 문제가 생긴다면 과연 건강을 바랄 수 있을까요?

이상과 같이, 건강한 몸을 만들려면 병의 시작점인 뇌가 제대로 기능을 해야 합니다. 그러기 위해 몸을 맑고 바르게 그리고 마음을 밝게 함으로써 뇌의 기능을 살려 건강을 되찾아야 합니다.

2

근본적인 치료가 중요하다

우리는 누구나 건강하게 살아가기를 바랍니다. 그렇다면 어떤 상태를 '건강하다'고 지칭하는 걸까요? 세계보건기구(WHO)의 헌장에는 "건강이란 질병이 없거나 허약하지 않은 것만 말하는 것이 아니라 신체적·정신적·사회적으로 완전히 안녕한 상태에 놓여 있는 것"이라고 정의하고 있습니다. 마찬가지로 한의학적으로도 건강은 몸과 마음이 조화와 균형을 이룬 순리의 상태를 말합니다. 나아가 건강한 상태를 정상이라 치면, 여기에 이상이 발생하면 병에 걸리는 것입니다. 따라서 병을 고치는 방법 또한 이와 연관이 있습니다. 정상에서 벗어난 것을 근본적으로 치료해 원래대로 정상으로 돌려놓으면 병이 낫는 것입니다.

치료는 표피가 아닌 근원을 찾아 진행되어야 한다

언젠가 20대의 젊은 여성으로부터 이런 질문을 받은 적이 있습니다.

"종합병원에 가면 내과, 외과, 정형외과, 안과 등 다양하게 분야를 나눠 전문적인 지식을 가진 의사가 담당 분야를 치료하는데, 왜 한의원에서는 원장님 한 분이 모든 질병을 다 보시나요? 그렇게 하면 전문성이 떨어지는 것 아닌가요?"

그 질문에 저는 이렇게 되물었습니다.

"병만 치료하길 원하십니까, 건강하길 원하십니까?"

"당연히 건강하길 원하지요. 하지만 병이 없어야 건강한 거잖아요."

"병이 없어야 건강한 게 아니라 건강한 사람에게 병이 없는 겁니다."

"그게 그 말 아닌가요?"

"어떻게 접근하느냐에 따라 다르지요. 병원에서는 질병을 치료합니다. 그래서 속이 쓰리면 내과에 가고, 다리가 부러지면 정형외과에 갑니다. 귀가 아픈데 피부과에 가는 사람이 있습니까?"

"그렇죠. 아픈 곳이 어디냐에 따라서 맞는 병원을 찾아가야죠."

"네. 병에 따라 병원을 찾아가지요. 하지만 한의원에서는 병을 다루는 게 아니라 사람의 몸을 다룹니다. 건강하지 못해 병에 걸린 사람을 건강하게 만들어줌으로써 병을 치료하는 원리입니다. 그러니까 일일이 질병 하나하나를 따질 필요가 없는 거고요."

그 여성은 잠깐 생각하더니 손뼉을 쳤습니다.

"아, 무슨 말씀이신지 조금 알 것 같아요. 똑같이 감기 바이러스가 몸에 들어와도, 건강한 사람은 아무렇지도 않은 반면 면역력이 약한 사람은 감기에 걸리죠. 그러니까 면역력을 튼튼하게 해주면 병에 안 걸린다, 이 말씀이시죠?"

"네, 맞습니다. 몸이 건강하면 병에 걸릴 이유가 없죠. 제 생각에…병은 단지 허상일 뿐입니다. 그 허상을 쫓지 말고 실체를 제대로 알아야 건강을 되찾을 수 있습니다."

"허상이요?"

"병은 결과로 드러난 것뿐이고, 실제로 병을 불러온 원인과 시작은 다른 곳에 있지요. 실제로 없는데 있는 것처럼 보이고, 실제로는 다른 모습으로 드러나니까 병을 허상이라고 하는 겁니다."

턱 관절과 뇌가 암의 근원이라면?

질병에 걸리면 대부분의 사람들은 통증 부위에 대해 두려움을 갖습니다. 질병을 끔찍한 것으로 생각하고 그것을 몸 밖으로 쫓아버리면 병이 낫게 될 것이라고 믿습니다. 하지만 한의학에서는 질병을 치료할 때 질병을 '다스린다'고 표현합니다. 이는 질병을 두렵고 무서운 것으로 바라보는 대신 몸의 구조적 문제, 혈액오염, 숙변과 노폐물 축적, 영양 불균형, 혈액순환 부등속, 산염기의 불균형, 심리적·영적 불안, 환경적 요인 등의 근원을 찾아 보살피고 달래서 병을 낫게 하는 것을 의미합니다.

실로 모든 병에는 그 근원이 있게 마련입니다. 앞서 우리는 불규칙한 생활습관과 건전하지 못한 식생활이 질병을 가져온다는 사실을 배웠습니다. 그런데 이 모두와 더불어 만병의 원인이 되는 또 하나의 불균형 질병 기전이 있습니다. 바로 턱관절의 불균형으로 인한 뇌 기능의 퇴화입니다.

일본 시사주간지「아에라」에 원인불명의 요통과 두통, 그 외의 다양한 만성병이 턱뼈의 불균형에서 발생한다는 기사가 실린 적이 있습니다. 또한 세계적인 미국 육상선수인 칼 루이스가 치아를 교정한 뒤 월등한 기록을 내서 주변을 놀라게 한 사실이 있는데, 이후 일본 후생성이 연구비를 투자해 턱뼈 부정교합과 관련한 연구팀을 구성한 일도 있습니다.

그리고 이 팀의 연구뿐만 아니라 오래전부터 진행되어온 연구 결과, 치아와 턱뼈의 불균형과 부정교합이 원인불명의 두통, 불면, 불안, 월경불순, 목과 어깨 결림, 만성피로, 근육과 혈류, 신경계와 내분비계 장애 등을 일으키며 심지어 몸의 균형 상태를 서서히 무너뜨려 신경계, 골격계 등에 광범위한 영향을 미치는 것으로 나타났습니다. 또한 그 기전이 정확히 발표되지는 않았으나 이 같은 불균형이 암과 같은 치명적 질환을 발생시킬 수 있다는 가능성도 확인되었습니다.

어긋난 이빨·턱뼈가 萬病 원인

日, 연구보고서 곧 발표

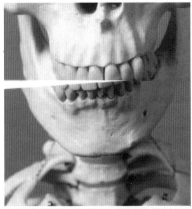

◇ 치아와 턱이 어긋나는 부정교합이 두통 요통 등 많은 질병의 원인인 것으로 드러나고 있다. /아에라

두통·견비통·요통에 월경불순까지
당뇨·심장병 같은 현대병으로 규정

치아와 턱뼈가 불균형을 이루는 부정교합(不整咬合)이 당뇨병이나 심장병 같은 현대병이며, 이 때문에 일본 정부가 연구반을 구성해 보고서를 작성중이라고 일본 시사주간지 아에라가 20일자에서 보도했다. 원인불명의 요통·두통도 치아와 턱뼈의 불균형에 그 뿌리가 있음이 드러나고 있으며 관련 전문병원들이 등장하고 있다고 아에라는 전했다.

세계적인 미 육상선수 칼 루이스가 치아교정후 기록이 좋아졌다는 것은 '사실'이다. 이런 체육계 기록 차원이 아니라, 초등학생에서 회사원·주부·노년층에 이르기까지 치아와 턱뼈의 불균형으로 고통을 받는 사람이 많다. 그래서 일본 후생성은 6억여원을 들여 연구반을 구성했고, 내년 봄 보고서가 나올 예정이라는 것이다. 민간에서는 이보다 20년 빨리 연구가 시작됐다.

루이스 교정후 기록단축

이미 치아와 턱뼈의 불균형인 부정교합에서 비롯된 질병을 지칭하는 '교합관련증후군(ORS)'이 일반명사가 됐다.

부정교합이 일으키는 질병은 많다. 원인불명의 두통, 불면, 불안, 월경불순, 목·어깨 결림, 만성피로 등을 일으킨다.

턱이 삐지는 경우도 있고, 근육, 혈류, 신경계, 내분비계 장애도 일으킨다. 후생성의 통계는 없지만, 민간병원 조사결과 치열이나 턱뼈가 고르지 못한 사람의 20~50%에서 이런 증상이 나타나는 것으로 밝혀졌다.

부정교합과 질병간 관계는 완벽히 규명되지 않았지만, 대개 다음과 같이 추론된다.

'상하 치아나 턱뼈가 맞지 않으면, 얼굴 좌우에 있는 음식 씹는 근육에 각기 다른 힘이 걸리게 된다. 이 경우 머리가 한쪽으로 기울게 되고, 다시 목 근육에 부담을 준다. 목 근육의 부자연스러운 긴장상태는 어깨·허리 근육으로 이어지고, 어깨결림과 요통의 원인이 된다. 부정교합의 경우 근육의 균형상태가 나쁘기 때문에 가만히 서있어도 몸의 균형상태가 무너지며, 골격에까지 영향을 줘 자세가 나빠진다.'

조사결과 부정교합은 신경계에도 악영향을 미치는 것으로 드러났다. 치아와 턱뼈 사이에는 신경이 몰려있는 '치근막(齒根膜)'이 있다.

골격에도 나쁜 영향

음식이 딱딱한지 부드러운지를, 상하 치아가 씹으면서 파악한뒤 뇌에 전달한다. 그러나 부정교합의 경우 특정부위의 치근막에는 힘이 너무 걸리고 나머지에 거의 걸리지 않기 때문에, 입과 뇌를 연결하는 신경망이 원활히 기능하지 않게 된다. 결국 자율신경계나 내분비계 활동에까지 영향을 미쳐, 불면과 월경불순 등의 증상이 나타난다.

부정교합은 후천적으로 발생하기도 한다. 원인은 턱이나 치아의 훼손, 지주병, 치아 손실, 틀니 등이 거론되고 있다. 이제 부정교합은 비과학적 혹은 속설 차원을 벗어났고, 일본에서는 지과치료때 충치치료 이상의 치료법이 도입되기 시작했다.

/李率宰기자 elvis@chosun.com

치아스트레스증후군과 알렉산더 리드 박사의 임상 발표

루스벨트 대통령, 아이젠하워 대통령의 주치의이자 패튼 장군과 스탈린의 치료를 담당한 미국의 내과의사 알렉산더 리드 박사는 이미 오래전에 치아 부정교합으로 야기되는 스트레스를 제거함으로 다양한 질병을 치료할 수 있다는 학설을 발표한 바 있습니다.

그는 나이 60세가 넘어 다리에 힘이 없어서 은퇴를 했다가 치과의사인 폰더 박사로부터 어금니 양쪽 두 군데를 높이는 치료를 받고 다시 힘이 생겨 10년 더 진료를 했으며, 이후 두 사람은 협진을 진행하게 되었습니다. 당시 그는 다음과 같은 말을 했습니다.

"이 치료 방법이 완전히 연구되고 이해된다면 의학계의 모든 진단과 치료 절차와 예후 등을 혁신시킬 수 있습니다. 또한 이 방법은 내 50여 년의 의료생활에서 알게 된 만성질환의 치료를 위한 방법 중에 가장 훌륭한 방법입니다. 만일 이 치료가 중년기까지 행해진다면 생산적인 삶을 10년 더 연장할 수 있습니다."

나아가 치과의사인 엘리드 폰더 박사 역시 치아의 부정교합이 육체적 스트레스의 매우 중대한 인자임을 발견하고 35년간의 임상실험을 토대로 치아 스트레스 증후군(Dental Distress Syndrome, DDS) 이론을 정립한 바 있습니다. 그에 의하면 치아의 부정교합은 신경 계통과 내분비 계통에 직간접적인 영향을 미치는데, 이것이 턱 안면과 목 주위의 근육에 스트레스로 작용함으로써 이상을 초래해 근육통, 신경통, 척추 만곡증 등을 유발하고 그 이상이 전신적으로 파급된다는 것입니다.

이에 대해 폰더 박사는 치아의 부정교합을 기능적·생리학적으로 치유할 경우 다양한 통증과 호흡기 질환, 소화기 질환, 피부질환, 부인과 질환, 나아가 정신과 질환까지 광범위한 수많은 질환의 90%를 정상화할 수 있다고 단언했고, 이를 임상으로 증명해 보였습니다.

나아가 그는 인체 각 기관을 자동차 부품처럼 다루는 의학은 지양되어야 하며 약으로 모든 것을 해결하려는 개념으로는 결코 질병을 제대로 치료할 수 없다고도 강조했습니다.

03

환자의 상태에 따라 치료 방법도 달라져야 한다

암 발생률이 높아지고 진단과 치료 과정에서 발생하는 고비용으로 경제적 어려움을 겪는 환자의 수가 증가하자, 국민건강보험공단에서는 본인부담 5%를 적용하여 환자들의 부담을 덜어주고 있습니다. 암으로 진단, 치료하는 데 1천만 원의 비용이 발생했다면 환자는 그중 50만 원만 부담하면 된다는 말입니다.

그러나 의료수가 5%, 이것이 과연 약인지 독인지 의심스럽습니다. 일단 비용에 대한 부담이 없으므로, 암이라고 의심되면 할 수 있는 각종 검사들을 다 합니다. 심지어 수술도, 항암 치료도 쉽게 결정합니다. 즉 좀 더 신중할 수 있는 치료 방법이 있음에도, 주머니 사정을 고려해 한 가지 결정밖에 내리지 못한다는 뜻입니다.

의료수가가 치료의 다양성을 가로막는다

꿈의 숫자인 의료수가 5%! 그러나 이것이 전문병원에만 해당되는 혜택이라는 사실을 아십니까?

즉 이 의료수가는 한의원, 대체의학, 자연요법이나 기타 다른 치료법을 원할 때는 아무 혜택을 받을 수 없습니다. 그러다 보니 사실 환자들은 암 치료를 받기 위해 치료 기관을 선택할 수 있는 폭이 좁습니다. 그래서 대부분 병원에서 진단을 받고, 그곳에서 권하는 방법에 따라 검사와 수술, 항암 치료를 합니다.

결국 병원에서 "더 이상 가망이 없습니다, 마음의 준비를 하시지요" 하거나 "연세가 많으신 탓에 수술을 할 수 없습니다", "온몸에 암이 전이되어 손을 쓸 수 없습니다"라는 선고가 내려진 분들만 찾는 곳이 한의원이요 대체의학, 자연요법을 하는 곳이 돼버렸습니다.

마지막 순간 굿이나 하는 심정인 셈입니다. 반면 처음부터 의료수가 5% 적용이 가능한 치료 기관의 수를 늘려 환자가 다양한 선택을 할 수 있도록 했다면 상황은 달라졌을 것입니다.

한의원을 찾아오는 환자의 건강 상태도 현재보다 훨씬 나을 테고, 수술하지 않고도 한의원에서 치료를 받고 건강하게 살아가는 환자의 수도 늘어났을 것입니다. 우선 그러기 위해서는 꾸준한 연구발표로 신뢰를 얻고 체계를 갖추는 것이 먼저겠지요.

환자마다 치료 방법도 달라야 한다

사실상 가장 훌륭한 치료는 국부적 진단이 아닌 전체적인 진단을 통해 기계적인 치료 방법을 지양하고 환자 개개인에 걸맞은 맞춤식 치료 방법을 찾아가는 것입니다. 암 치료도 마찬가지입니다. 폐암과 자궁경부암, 위암, 그리고 갑상샘암 등은 저마다 다른 장기에서 발생한 것이고, 따라서 치료 방식도 똑같을 수 없습니다. 비록 전체적인 관점에서 기본 치료가 들어가지만 섭취해야 할 음식물과 처방도 다를 수밖에 없습니다.

또한 이런 질병이 환경적 요인에서 발생했는지, 유전적인 것인지, 나아가 심리적 불안 때문인지 등을 잘 간파해 질병 원인을 제거하는 과정도 개개인마다 다를 수밖에 없습니다.

이럴 때 의사는 환자의 상태를 정확히 파악하기 위해 모든 지식과 노력을 동원하고, 환자가 질병 치료를 끝내는 마지막 순간까지 주의를 기울여야 합니다.

소우주 한의원의 다양한 진단법

한의학의 개념 중에 양생법(養生法)이라는 것이 있습니다. 양생법은 옛 성인의 한 사람인 태을진인이 주창한 이론으로서 천재지변이나 안타까운 인재(人災)가 아니면 누구나 천수를 누릴 수 있다는 믿음에서 비롯된 것입니다. 즉 평소에 건강한 습관과 음식을 보양함으로써 세포의 재생과 활력을 북돋우고 무리한 삶의 방식을 고집하지 않아 마음의 평화를 누리면 누구나 건강한 삶을 살 수 있다는 것입니다.

이 양생법에 근거한 질병 진단은 일반 서양의학 진단과는 사뭇 다릅니다. 앞서도 여러 번 언급했듯이 인체를 전체적인 관점에서 바라보고 개개인마다 다른 질병의 원인을 찾아내 적절하게 치료할 수 있는 다양한 문진이 이루어지게 됩니다.

1) 홍채 검사

사람에게는 오감이라는 것이 있어서 보고, 듣고, 냄새 맡고, 맛보고, 피부로 느끼면서 세상에 대응하는데, 그중 눈으로 보고 수집하는 정보가 오감 전체의 약 80% 정도입니다. 또한 눈은 정보를 수집하여 뇌에 전달하는 일 말고도, 건강 상태를 가장 먼저 나타내는 바로미터이기도 합니다.

실로 홍채를 검사해보면 모든 병이 그 안에 드러나 있음을 알 수 있습니다. 현재의 질병뿐만 아니라 유전, 체질, 예상되는 질병, 뼈와 신경의 이상 유무까지도 홍채 검사를 통해 알아볼 수 있습니다.

〈홍채 분석 표시도〉

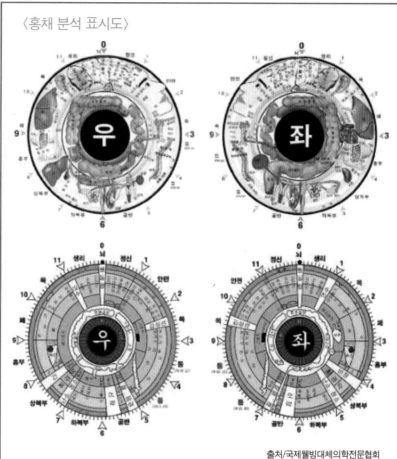

출처/국제웰빙대체의학전문협회

2) 생혈구 검사

생혈구 검사란 가공하거나 변형하지 않은 그대로의 피 상태를 현미경을 통해 분석해보는 것입니다. 손끝에서 채혈한 피를 그 자리에서 받아 산소와 반응하지 않도록 10초 이내에 덮개를 씌운 뒤 특수 현미경으로 관찰합니다.

치료 전후 바뀌는 혈구의 모습을 눈으로 확인할 수 있기 때문에 환자 치료의 근거와 확인 자료가 됩니다.

3) 경락기능검사

경락기능검사란 심장에서 나오는 생체신호를 분석하여 몸의 건강 상태를 진단하고 예측하는 검사입니다. 경락은 몸에 흐르는 생체에너지의 경로로, 몸속 기관과 깊은 관계가 있으며 팔과 다리를 연결하고 온몸을 유기적으로 연결하는 생명선이기도 합니다. 그러므로 평소에 경혈점을 자극하는 마사지를 통해 경락을 열어주어 에너지가 몸속 장기와 팔다리, 온몸으로 잘 전달될 수 있도록 해야 합니다. 경락을 잘 관리하면 온몸의 기혈 흐름이 원활해지면서 질병을 근본적으로 치유할 수 있습니다.

이때 경락기능검사는 경락의 건강 유무를 통해 나이에 따른 신체 건강지수를 진단하고 호르몬 분비 상태, 몸에 쌓인 긴장감과 스트레스 정도, 교감신경의 반응과 감정의 기복, 대뇌의 활성도를 체크할 수 있는 진단도구가 될 뿐 아니라, 우뇌를 자극하여 자연치유력을 높이는 것으로 알려진 알파파를 측정함으로써 심리적 · 감성적인 상태도 알아볼 수 있습니다. 또한 대뇌 활동이 얼마나 활성화되어 있느냐에 따라 학습 능력 상태도 알 수 있고, 스트레스 정도도 파악할 수 있습니다. 소심하거나 고민이 많은 성격의 사람들은 뇌의 활성도를 보고 문제를 해결해나갈 수도 있습니다.

4) 생체에너지 검사

지구는 커다란 자석과 같습니다. 그래서 나침반 바늘은 아무리 회전을 시키고 자리를 옮겨도 항상 일정한 곳을 가리킵니다. 사람의 몸에도 지구의 자기, 즉 지자기가 흐르고 있습니다. 이때 지자기의 흐름이 원활하고 끊어지지 않으면 몸이 건강하고 균형을 이룬 것으로 볼 수 있으며, 반대라면 건강 이상을 의심해야 합니다.

생체에너지 검사는 '키를리안 사진' 을 찍어서 합니다. 키를리안 사진은 간격을 두고 떨어져 있는 두 전극 사이에 고압의 전류를 흘리는 '코로나 방전 현상' 을 이용하여 찍습니다.

키를리안 사진을 찍으면 형상의 주위로 다양한 색상의 그림자가 보입니다. 이때 그 색상과 그림자의 범위를 인체의 경락과 연결하여 그 사람의 신체, 감성, 정신적인 상태를 평가할 수 있습니다.

5) 치열과 설진(혀를 통한 진단) 검사

인체의 구조를 다루는 데 치아 균형은 매우 큰 비중을 차지합니다. 치아의 상태만 보고도 그 사람의 생활 습관과 좋아하는 음식, 성격 등을 짐작해볼 수 있습니다.

또한 혀는 오장육부와 밀접한 관련이 있어서 몸에 생리적 · 기능적 변화를 가장 빠르고 정확하게 드러냅니다. 혀의 색과 모양, 설질, 윤택의 정도를 통해 장부의 허와 실, 영양 상태, 식사 습관, 성격을 알 수 있습니다.

정상태 : 엷고 희면서 약간 촉촉하게 윤기가 있는 설태가 정상태입니다. 이 것은 위장의 기운에 의해 진액이 설태로 올라가 나타나는 것입니다.

무태 : 진액을 너무 많이 소모해 영분(營分)이나 혈분(血分)의 진액이 부족하면 설태가 없는 무태 또는 설태가 아주 얇은 박태가 나타납니다.

후태 : 평소에 몸이 습한 사람이 열이 나면 설태가 두꺼워질 수 있습니다. 기름진 음식이나 잦은 음주도 습열로 인해 설태를 두껍게 만드는 원인이 될

수 있습니다.

후백건조태 : 비습(脾濕)이 제대로 운화되지 않을 때 나타납니다. 위장의 진액이 손상받기 시작했음을 의미합니다. 습열이 속을 막고 있기 때문에 습이 풀어지면서 열이 빠져나가도록 치료를 해야 합니다.

후황건태 : 황태는 사기가 위분(衛分)에서 기분(氣分)으로 들어간 것을 의미하는데, 양명부실증(陽明腑實證)에서 이와 같은 건조한 황태가 많이 나타납니다. 진액의 손상 정도에 따라 윤조하는 약을 가미해야 하고 하법을 써야 하는 경우도 있습니다.

강설 : 강설은 설질이 붉은 빛을 띠는 경우를 말합니다. 색상이 선명하고 설태가 없으며 메마르지 않고 약간 촉촉하게 보이는 경우는 열이 심포로 들어갔을 때 나타납니다. 설질이 붉으면서 메마르면 열분의 열로 음액이 손상된 경우입니다.

열문설 : 설면에 여러 가지 형태의 패인 자국이 있는 것으로, 색이 붉은 것은 열이 성해서 진액이 상한 것이고, 색이 흰 것은 열이 허하여 윤택하지 못한 것입니다.

치흔설 : 설첨으로부터 설변에 치아 자국이 있는 것으로, 설태와 상관없이 비신양허(脾腎陽虛)로 수습이 안에서 정체된 것입니다. 색이 붉은 경우는 심비(心脾)의 열이 성해 습열이 안에서 쌓인 것입니다.

6) 오링 테스트

　이 테스트는 대체의학에서 다양하게 활용하는 질병 진단 테스트로서 우리 몸의 기의 흐름을 이용한 것입니다. 치료나 여타 처치를 통해 몸의 기가 활성화되면 손 힘이 강해지고, 반대로 몸이 허하면 손의 기가 약해지는데 이를 통해 우리 몸 각 부위에 나타나는 초기의 작은 이상들을 발견하고 그 진행 상태와 치료 여부도 살펴볼 수 있습니다.

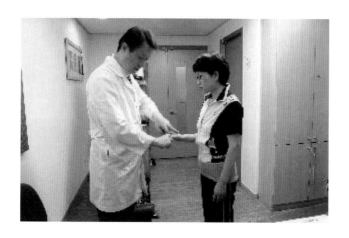

4

10일의 기본 치료로 몸의 면역력 복원

암 진단과 치료에서 가장 중요한 화두 중에 하나가 바로 면역력입니다. 면역력은 우리 몸의 균형을 잡아주고 질병을 막아주는 저울과 같습니다. 아무리 강력한 바이러스가 들어와도 이 면역력이 튼튼하면 질병에 걸리지 않고, 이는 암도 마찬가지입니다.

면역과 세포를 재생시키기 위한 4단계 치유법

면역력을 회복하기 위해서는 약 10일간의 검진과 치료 방향 정립이 필요합니다. 이는 암 진단을 받고 난 뒤 병원에 거의 상주하다시피 하는 일반 진료와 달리, 면역력과 세포 재생을 위한 바탕을 10일간 마련하고, 이후는 양생법을 통한 장기적인 재생 플랜에 돌입하는 방식입니다.

실로 면역력이 강하면 어떤 암도 이겨낼 수 있습니다. 많은 분들이 모르고 계시지만, 우리 몸은 하루에도 수많은 암세포가 생겨납니다. 건강한 사람이나 암 환자나 몸 안에 똑같은 암세포를 가지고 있는 것입니다. 하지만

이 암세포가 그대로 암으로 발전하는 것은 아닙니다.

우리 몸의 면역 체계가 제대로 작동하면 매일 생산되는 암세포를 깨끗하게 제거하기 때문입니다.

따라서 암 치료는 과도한 화학 치료가 아닌 인체가 본래 가지고 있는 고유의 방어 체계인 면역력을 재생시키는 것에서부터 시작되어야 합니다. 비록 암에 걸렸다고 해도 면역력이 다시금 튼튼히 재생되면 암세포를 제거하고 세포를 재생시킴으로서, 질병에서 회복되는 속도와 예후가 확실히 좋아지기 때문입니다.

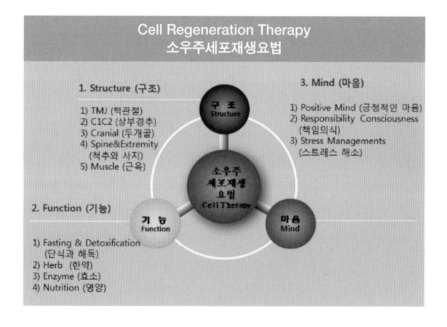

1단계 : 구조적 문제의 해결

인체는 하나의 온전한 소우주와 같습니다. 각각의 기관이 별개로 움직이는 것이 아니라 서로 연결된 유기체입니다.

마찬가지로 우리 척추도 단순히 상·하체를 받치는 기능만 하는 것이 아닙니다. 각각의 장기가 제자리에 잘 배열되고 원활히 기능하도록 만들어주는 몸의 기둥이 바로 이 척추입니다. 따라서 이 기둥이 무너지면 우리 몸도 무너지는 만큼, 면역력을 재생시키려면 우선 골격 계통을 살펴 구조적인 문제를 해결해야 합니다.

척추와 척추 사이에는 뇌척수신경과 자율신경이 있는데, 이 신경은 오장육부의 각 장기로 연결되어 흐릅니다. 그런데 이 신경들이 골격계 문제로 어긋나고 흔들리면 본래의 조절과 전달 작용을 하기 어려워지고, 이로 인해 장기 기능 이상이 발생하고 면역력이 약해지게 됩니다.

따라서 골격의 구조적 문제 해결은 디스크 등의 골격 이상 환자들뿐만 아니라 내과적 환자의 면역력 증강에도 반드시 필요한 일입니다. 이때는 척추의 부정렬로 인한 신경계의 흐름을 체크하고 골격계 구조를 바로잡아야 하는데, 그 대상은 두개골, 턱관절, 척추관절, 골반, 사지 등이며, 이중에 가장 중요한 것은 우리 면역과 장기 기능을 담당하는 뇌와 긴밀한 연관이 있는 두개골과 턱관절입니다.

또한 이처럼 구조적 문제에 대한 진단과 해결 방법을 10일 안에 마련한 뒤에는 양생법을 통한 장기적인 치료에 돌입하게 됩니다.

2단계 : 몸 안에 쌓인 독소의 제거

사람은 숨을 쉬지 않으면 10분도 살지 못합니다. 때문에 늘 호흡을 통해 몸속으로 산소를 공급하는데, 이 호흡 과정에서 몸속으로 들어간 산소의

1~2% 정도가 호흡대사 과정에서 산화력 강한 활성산소로 바뀌어 세포막과 세포 내에 있는 유전자를 공격해 몸을 늙고 병들게 만듭니다.

실제로 많은 연구 결과에 의하면 인간의 질병 중 약 90%가 활성산소와 관련이 있다고 알려져 있으며, 만일 활성산소가 지나치고 해독되지 못하면 혈액의 오염은 물론 다양한 질병에 걸릴 가능성이 높습니다.

암, 동맥경화증, 당뇨병, 뇌졸중, 심근경색증, 간염, 신장염, 아토피, 파킨슨병, 자외선과 방사선에 의한 질병 등도 모두 이 활성산소와 연관이 있습니다.

나아가 잘못된 식습관과 환경 공해 등으로도 우리 몸에는 정기적으로 독소가 쌓이고 때로는 이것이 감당할 수 없는 질병을 불러오기도 합니다. 따라서 이러한 질병에 걸리지 않으려면 항산화 능력이 풍부한 음식을 비롯해 정기적인 해독을 통해 몸속의 활성산소와 독소를 제거해야 합니다.

3단계 : 식이요법 진행

10일간 면역력 재생 플랜을 짜고 나면 이후는 장기적인 해독과 식이요법이 필요합니다. 이는 각각의 환자에 가장 좋은 맞춤식과 영양처방으로 환자의 몸에 꼭 필요한 음식과 에너지를 투입함으로써 소화 · 흡수 · 배설 작용을 통해 자기복제시스템이 원활하게 작동되도록 돕는 것입니다.

이때 내가 먹는 음식이 곧 내 몸이라는 마음가짐으로 열심히 식이요법을 따르려는 노력이 필요합니다. 실로 세포를 재생시키는 양생법은 오랜 역사 속에서 임상이 확인된 요법으로서 정성을 다해 임하면 병든 세포가 단계적으로 재생되면서 몸이 회복될 수 있습니다.

4단계 : 마음의 변화를 이끄는 어드바이스

펜실베이니아대학교 심리학 교수이자 미국 심리학회 회장을 지낸 마틴 셀리그만 박사는 마음의 힘이 얼마나 대단한 것인지에 대한 탁월한 연구들을 진행한 바 있습니다. 그런 그가 어느 날 놀라운 실험 하나를 했습니다. 쥐 300마리의 체내에 암세포를 주입해 100마리씩 A, B, C 세 그룹으로 나눈 뒤 A 그룹에는 바닥에 전기 충격을 준 다음 그 무리가 다른 방으로 도망가면 또 다시 같은 전기 충격을 주어서 '아, 어딜 가도 이걸 피할 수 없구나' 하는 생각을 심어주었습니다. 또한 B그룹에게도 역시 역시 전기 충격을 가했지만, 쥐들이 다른 방으로 도망가면 이번에는 전기 충격을 주지 않음으로써 '그래도 길은 있구나' 생각하도록 만들었습니다.

마지막으로 셀리그만 박사는 세 번째 C그룹은 아무 스트레스도 주지 않는 환경을 만들어주었습니다. 그렇게 3개월 후 실험 팀은 모든 쥐들의 배를 갈라 암세포 전이율을 조사했습니다. 그런데 그 결과가 참으로 놀라웠습니다. 예상대로 가장 크게 암이 전이된 그룹은 계속해서 스트레스를 받은 A그룹으로 발병률이 73%였습니다. 그렇다면 2위는 어느 그룹이었을까요?

놀랍게도 2위는 평온한 상태에서 보냈던 C그룹으로 발병률이 50%였고, 3위는 그래도 길이 있다고 생각한 B그룹으로서 발병률은 32%였습니다.

이는 암 환자에게 그저 평온한 환경을 제공해주는 것보다, 아무리 암에 걸렸다 해도 반드시 치료할 길이 있다는 생각을 심어주고 암에 대항해 싸우도록 하는 것이 훨씬 효과적이라는 것을 보여줍니다. 즉 자신의 상태를 받아들이고 반드시 살아날 길이 있다고 믿는 희망이 얼마나 중요한지를 말하는 것입니다.

이를 암 환자에게 대입해보면 다음과 같은 결론이 나옵니다.

1위 A 그룹 : "어딜 가도 이 고통을 피할 수 없겠지."
2위 C 그룹 : "나는 암에 걸렸어."
3위 B 그룹 : "나는 비록 암에 걸렸지만, 반드시 길이 있어."

이는 사망률 1위로 불리는 암도 환자 자신의 신념에 따라 진행과 발병률이 달라질 수 있다는 것을 보여줍니다. 따라서 중대한 질병에 걸렸다 하더라도 능동적인 대처로 도전하고 차근차근 단계를 밟아가는 이들은 반드시 암을 치료할 수 있습니다.

03

위험한 의학, 그리고
현명한 치료의 비밀

01

소우주 한의원에서 진행되는
턱관절 구조 교정법

1) 두개골이 반듯해야 뇌가 건강하다

모든 질병 치료의 첫 단계는 인체 구조를 이해하고 부정 교합을 교정하는 것에서 시작됩니다. 흔히 쓰는 장롱을 생각해봅시다.

처음 공장에서 만들어질 때는 아무 이상 없던 장롱도 이사를 다니고 방바닥 기울기가 비뚤어진 곳에 오래 서 있으면 문짝이 삐거덕거리고 서랍이 제대로 열리거나 닫히지 않습니다. 그럴 때 종이를 접어 장롱 다리를 받쳐 기울기를 조절하면, 문짝도 잘 닫히고 서랍도 여닫는 데 문제가 없어집니다. 우리 몸도 마찬가지입니다.

인체 구조 불균형과 그로 인한 뇌 활동 부진

앞서 우리는 뇌와 턱관절, 나아가 척추 등 몸의 구조가 흐트러지면 만병이 발생한다는 점을 알아보았습니다. 그중에서도 뇌는 인체 기능을 관장하는 총수로서 뇌 활동에 장애가 생기면 수많은 병들이 생겨나게 됩니다.

그런데 원활한 뇌 활동을 방해하는 가장 큰 요소가 바로 인체 구조의 불량입니다. 턱관절이 비틀어지고 척추가 휘어지면서 혈류와 기의 원활한 흐름이 막혀 뇌에도 무리가 발생하는 것입니다. 한편 이걸 모르고 엉뚱하게 병에만 초점을 맞춰 치료하는 경우가 있는데, 이는 문이 틀어졌다고 문짝에 대패질을 하는 것과 다르지 않습니다. 이처럼 급박하게 처리하면 당장은 대충 쓰겠지만 근본 원인을 고치지 못했으므로 대패질한 쪽이 너무 낮아져 아예 장롱을 버리게 됩니다.

인체도 마찬가지입니다. 눈에 보이는 병만 치료하게 되면, 치료를 끝내고 돌아선 얼마 뒤 더 중한 병이 재발되고 더 큰 문제가 생깁니다.

세심한 두개골 구조를 이해해야 한다

몸의 구조란 1차적으로는 골격 전체를 말하지만 그중에서도 두개골, 턱관절, 목뼈 1번과 2번은 두뇌와 직접적인 관계가 있는 중요한 구성 요소입니다.

두개골을 흔히 바가지 형태의 통뼈라고 생각하는 사람이 많습니다. 손가락으로 머리통을 이리저리 짚어봤을 때 관절이라고는 없으니 오해할 만도 합니다. 그러나 신생아들의 머리를 보면 두개골이 통뼈가 아니라는 사실을 쉽게 알 수 있습니다. 아기 정수리 부분에는 틈이 있어서 손으로 짚어보면 그 사이가 말랑말랑하며, 그 속에서 뇌가 움직이는 것을 느낄 수 있습니다. 그러다가 아기가 차츰 자라면 두개골도 점점 자라 그 틈새가 거의 메워지게 됩니다.

실로 두개골은 15종 23개의 뼈가 합쳐진 복잡하고도 신비로운 구조를 갖추고 있습니다. 게다가 이 조각들이 일정하게 고정된 것이 아니라 1분에 평균 9회 정도 미세하게 움직이며 숨을 쉽니다.

그런데 이런 두개골 구조에 문제가 생기면 어떻게 될까요? 뇌를 감싸고 있는 두개골이 움직이고 숨을 쉬는 데 방해가 되어 뇌 활동 기능이 현저하게 떨어지고, 그로 인해 내부 장기들 또한 기능에 혼선을 겪게 됩니다.

2) 턱관절이 뇌 기능을 컨트롤 한다

턱관절은 치아 형태, 나아가 씹는 활동과 관계가 있습니다. 턱 관절을 짚어보라고 하면 턱 쪽을 짚는 분들이 많은데, 사실 턱관절은 귓구멍 바로 앞에 위치하고 있습니다. 음식을 씹거나 하품을 하는 등 입을 벌릴 때 움직이며 벌어지는 부분입니다.

또한 다른 관절도 마찬가지지만, 턱관절은 아주 약해서 작은 힘에 의해서도 탈골될 수 있습니다. 밥을 먹으려고 입을 벌리다가, 딱딱한 것을 씹다가, 하품을 하다가, 심지어는 과자를 공중으로 던져서 받아먹는 놀이를 하다가 문제가 생기기도 합니다.

치아스트레스증후군을 일으키는 다양한 이유들

그런데 이렇게 물리적으로 탈골되는 경우 외에도 턱관절 이상에는 다양한 원인들이 존재합니다. 한쪽으로만 음식을 씹는다든지, 영구치를 발치하여 결손이 생겼다든지, 치아 한쪽이 많이 닳아 치아의 높이가 서로 달라지는 경우입니다. 이런 현상이 발생하면 턱관절의 좌우 균형이 틀어지게 되는데, 특히 유년기 때 이런 일이 발생하면 그대로 뼈가 자라 얼굴이 기울고 비대칭 상태로 고정되게 됩니다.

또한 부정교합 때문에 치아 위아래가 정상적으로 맞물리지 않아 턱관절에 이상이 생기는 경우도 있습니다.

이 모두는 앞서 설명한 알렉산터 리드 박사와 폰더 박사의 치아스트레스증후군에 포함되는데, 이처럼 치아 부정교합이 심각해지면 턱 주변 얼굴과 목 주위 근육에 스트레스가 생기고, 이 때문에 근육통, 신경통, 척추의 이상 혹은 만곡증 등의 증상이 생기게 됩니다.

놀라운 것은 의외로 많은 사람들이 이 치아스트레스증후군에 시달리고 있다는 점입니다. 이는 음식을 씹을 때 한쪽으로만 씹거나 딱딱한 음식을 즐겨 먹는 습관 때문인 경우가 많고, 심한 스트레스나 격한 감정을 추스르려고 이를 악물거나, 자면서 이를 가는 버릇이 있을 때도 발생할 수 있습니다. 실로 입을 벌리거나 다물 때 턱 관절에서 '뚝' 소리가 나는 경우가 있는데, 이는 관절이 눌려 관절판(디스크)이 앞쪽으로 밀리면서 인대가 늘어나 부었기 때문입니다.

이를 오래 방치하면 관절염이 되어 턱의 변성을 가져오고, 다시 이것이 턱관절을 손상시키고 주변 근육에 경련을 일으키며 통증을 동반합니다. 또한 그 경련은 턱관절과 주변 근육뿐만 아니라 목, 어깨, 두개골, 등으로까지 이어져 몸 전체의 구조와 기능에 이상을 일으키게 됩니다.

암 환자 대부분이 구조 이상을 가지고 있다

암 환자나 중환자를 살펴보면 턱관절, 목뼈 1번과 2번, 두개골에 변형과 이상이 두드러지게 나타납니다. 구조 문제가 기능 장애를 불러와 세포가 변형되면서 질병의 원인이 된 셈입니다.

하지만 병의 원인과 진행 과정을 알면 치료법도 찾을 수 있습니다. 병 요인을 없애고, 병의 진행 과정을 반대로 돌리는 것입니다. 즉 어긋난 구조를 제자리로 돌려놓고, 잘못된 습관과 행동을 고치면 자연스럽게 병도 사라집니다.

물론 하루아침에 구조가 어긋나 병이 진행된 건 아니므로 이를 제자리로 돌려놓기까지는 긴 시간이 필요하지만, 노력 여하에 따라 충분히 치료 시간을 줄일 수도 있습니다. 특히 철저한 양생법을 고수하고 병을 이길 수 있다는 자신감을 더하면 더 빨리 회복되는 것이 당연지사이지요.

일단 추나요법과 턱관절 교정 등으로 구조가 올바르게 교정되면, 뇌 혈액 공급이 원활해지고 순환과 대사가 잘 이루어집니다. 또한 뇌에서 만들어진 뇌척수액과 뇌하수체 호르몬이 목뼈를 잘 거쳐 신경을 타고 원활하게 몸을 순환하면서 팔다리와 오장육부의 기능이 제 역할을 하게 됨으로써 몸 전체가 건강해지게 됩니다.

턱 관절 이상 시 나타나는 불편 증상 체크하기

1. 자주 두통이나 편두통이 있다. ☐
2. 자주 뒷목이 뻐근하거나 당긴다. ☐
3. 입을 열거나 닫을 때 달그락거리는 소리가 난다. ☐
4. 입을 크게 열고 닫을 때 통증이 온다. ☐
5. 한쪽 귀가 아플 때가 있다. ☐
6. 대체로 귀에서 귀지가 많이 나오는 편이다. ☐
7. 종종 눈이 침침하고 충혈된다. ☐
8. 카메라 플래시 같은 아주 밝은 빛에 눈부심이 오래 간다. ☐
9. 코에서 목으로 끈적끈적한 점액이 넘어간다. ☐
10. 자주 한쪽 어깨가 뻣뻣하고 아플 때가 있다. ☐
11. 자주 가슴이 답답하고 숨 쉬기 곤란한 적이 있다. ☐
12. 누운 자세로 코로 숨쉬기보다 입으로 쉬는 것이 편하다. ☐
13. 허리가 뻐근하거나 아플 때가 있다. ☐
14. 딱딱한 의자에 앉아 있으면 골반이나 허리에 통증을 느낀다. ☐
15. 한쪽 다리가 갑자기 떨릴 때가 있다. ☐
16. 팔다리에서 쥐가 잘 나는 편이다. ☐
17. 다리나 팔의 길이가 다르다. ☐
18. 몸의 중심이 잘 안 잡히고 잘 넘어진다. ☐
19. 걸으면 발바닥이 아프다. ☐
20. 자주 손발이 저리거나 무감각한 적이 있다. ☐
21. 눈꺼풀이 떨릴 때가 있다. ☐
22. 대체로 아침에 일어나기가 힘들다. ☐
23. 쉽게 화를 잘 내고 참을성이 없다. ☐
24. 만성피로가 있다. ☐

25. 다른 사람에 비해 생리통이 심하다. ☐

26. 변비가 심하다. ☐

27. 현기증이 있다. ☐

28. 소화장애가 있다. ☐

※ 만약 5개 항목 이상 체크된다면 추나요법으로 구조를 바로잡는 게 좋습니다.

3) 척추가 바로 서야 몸이 바로 선다

척추라 하면 허리뼈만 생각하기 쉬운데 사실은 목뼈(경추)와 등뼈(흉추), 허리뼈(요추)와 엉치뼈(천추), 꼬리뼈(미추) 모두가 척추입니다.

뇌와 척수는 하나로 연결되어 있어서 중추신경계가 이 척추를 관통하게 됩니다. 이 척추와 척추 사이에는 추간판이라는 것이 있는데, 이 추간판은 우리가 몸을 지탱하고 허리를 굽히거나 움직이는 데 중요한 역할을 합니다. 그런데 몸 구조가 어긋나 척추가 휘거나 기울어져 있으면 이 추간판이 압박을 받아 통증을 느끼게 되고 이를 흔히 '디스크'라고 칭합니다.

척추와 면역계는 긴밀한 관련을 가진다

디스크가 생기면 고통스럽기만 한 것이 아닙니다. 나아가 중추신경계까지 그 영향을 받아 말초신경으로의 소통이 막힘으로써 뇌가 장기, 사지와 충분히 소통하기 어려워집니다. 이로 인한 결과는 하나입니다. 면역 체계

경추

	부위	관련 기관	증상
1C		뇌 혈액 공급로, 건조 전뇌하수체 전엽 두피, 얼굴 뼈, 뇌, 외이(外耳) 및 중이(中耳), 교감 신경계통	두통, 불안, 불면증 만성 감기, 고혈압, 편두통, 신경쇠약, 건망증, 만성피로, 현기증, 정신병, 신경과민 신경질, 구역질, 소아마비, 간질
2C		눈, 시신경, 청각 신경, 부비동, 가슴뼈, 혀, 앞이마, 유양돌기골	부비강 질환, 알레르기, 사시, 귀먹음, 안 질환, 이통(耳痛), 졸도, 난시, 실신 발작 있을 경우는 실명
3C		볼, 외이(外耳), 얼굴 뼈, 치아, 안면신경, 삼차 신경, 제5뇌신경	신경통, 신경염, 발진, 여드름, 습진, 협심증, 불안 초조
4C		코, 입술, 입, 귀(이관)	고초열, 카타르, 청각 상실, 아데노이드(선양 증식증), 목 하부 및 어깨의 통증
5C		성대, 인후선, 인두	후두염, 목쉼, 목 쓰라림, 편도선염, 목, 어깨 동통
6C		목 근육, 어깨, 편도선	목 경직, 상박부 통증, 팔 윗부분 편도선염, 백일해, 폐렴, 크루프성 후두염, 질식성 호흡곤란, 후두 경련, 목이 뻣뻣함
7C		갑상선, 어깨 안의 점액낭, 팔꿈치	점액낭염, 감기, 갑상선 이상, 등 위쪽 동통
1T		손을 포함한 팔꿈치 아래 팔 부분, 팔목, 손가락, 식도, 기관지	천식, 기침, 호흡곤란, 숨가쁨, 팔 아래 전완 부분 및 손의 통증
2T		심장(판막 및 피복 포함), 관상 동맥	심장 기능 이상 및 심장병, 흉부 이상(앞가슴 쪽)
3T		폐, 기관지, 늑막, 가슴, 흉부, 유두	기관지염, 늑막염, 폐렴, 충혈, 인플루엔자, 유행성 감기
4T		담낭, 전신의 관(管), 총담관	담낭 질환, 황달, 대상 포진
5T		간, 태양 신경총, 혈액, 복강 신경	간의 모든 질환, 고열 열병, 저혈압, 빈혈증, 혈액 순환장애, 관절염
6T		위장	위장 장애, 신경성 위장 질환, 소화 불량증, 속 쓰림, 위약, 가슴앓이
7T		췌장, 십이지장	궤양, 위염, 당뇨
8T		비장, 횡경막	저항력 저하, 딸꾹질, 백혈병
9T		부신 및 신장	알레르기, 담마진 두드러기
10T		신장	신장 질환, 동맥경화, 만성피로, 신장염, 신우염, 요통
11T		신장, 수뇨관	여드름, 발진, 습진, 종기 등의 피부 질환
12T		소장, 임파액 순환 계통	류머티즘, 장 질환, 불임증
1L		대장, 대장 결장, 서혜부, 사타구니 부분 외	변비, 대장염, 이질, 설사, 탈장
2L		맹장, 복부, 넓적다리(대퇴부)	경련, 호흡곤란, 풍수염, 산독증, 정맥절 또는 정맥 유출
3L		성기, 자궁, 방광, 무릎, 난소, 고환	방광 질환, 생리불순, 생리통, 유산, 야뇨증, 임포텐스, 갱년기 증세, 무릎 통증
4L		전립선, 등 아래 부위 근육, 좌골신경, 허리 근육(요근)	좌골 신경통, 요통, 배뇨 곤란, 배뇨 때 통증, 빈뇨(너무 자주 방뇨하게 됨), 요통, 배통(背痛)
5L		무릎 아래 다리, 발목, 발, 발바닥	다리 혈액순환 장애, 발목 부종, 발목 허약 및 통증, 족하 냉증, 다리 허약, 다리 경련
천골		엉덩이뼈, 엉덩이(좌골, 둔부)	천장골 질환, 척추 만곡
미골		직장, 항문	치질, 치루, 항문 소양증, 가려움, 앉을 때 미골 통증, 이질

목부위 / 등중간부위 / 등아래허리부위 / 골반부

가 부실해지고 호르몬과 척수 교환도 힘들어 지는 것입니다.

출처 : Gray의 해부학

만일 뇌와 턱관절이 우리 몸을 관장하는 중요한 수뇌부라면, 척추는 우리 몸을 받치는 기둥과 다르지 않습니다. 기둥이 튼튼하고 반듯해야 집채인 몸이 건강할 수 있지 않겠습니까? 척추와 추간판이 제자리에서 벗어나 어긋나 있으면, 다음과 같은 문제가 발생할 수 있습니다.

척추와 추간판 부정교합으로 인한 질병 증상들

	해당 부위	증 상	
1C 경추 1번	뇌 혈액 공급로, 뇌하수체 전엽두피, 얼굴뼈, 뇌, 귀와 중이, 교감, 신경 계통	두통, 불안, 불면증, 만성감기, 고혈압, 편두통, 신경쇠약, 건망증, 만성피로, 현기증, 정신병, 신경과민, 신경질, 구역질, 소아마비, 간질	목 부 위
2C	눈, 시신경, 청각신경, 부비동, 가슴뼈, 혀, 앞이마, 유양돌기골	부비강질환, 알레르기, 사시, 난청, 눈 질환, 귀 통증, 졸도, 난시, 실신 발작 시 실명 위험	
3C	볼, 귀, 얼굴 뼈, 치아, 안면신경, 삼차신경, 제5뇌신경	신경통, 신경염, 발진, 여드름, 습진, 협심증, 불안 초조	
4C	코, 입술, 입, 귀(관)	고초열, 카타르, 청각상실, 아데노이드(선양증식증), 목 하부 및 어깨의 통증	
5C	성대, 인후, 인두	후두염, 목쉼, 목 쓰라림, 편도염, 목과 어깨 통증	

6C	목 근육, 어깨, 편도	목 경직, 상박부 통증, 편도염, 백일해, 폐렴, 크루프성 후두염, 질식성 호흡곤란, 후두 경련, 목이 뻣뻣함	
7C	갑상샘, 어깨 안의 점액낭, 팔꿈치	점액낭염, 감기, 갑상샘 이상, 등 위쪽 동통	
1T 흉추 1번	손을 포함한 팔꿈치 아래 부분, 팔목, 손가락, 식도, 기관지	천식, 기침, 호흡곤란, 숨가쁨, 팔 아래 전완 부분 및 손의 통증	
2T	심장(판막 및 피복 포함), 관상동맥	심장 기능 이상 및 심장병, 흉부 이상(앞가슴 쪽)	
3T	폐, 기관지, 늑막, 가슴, 흉부, 유두	기관지염, 늑막염, 폐렴, 충혈, 인플루엔자, 유행성 감기	
4T	담낭, 전신의 관(管), 총담관	담낭질환, 황달, 대상포진	등 중 간 부 위
5T	간, 태양신경층, 혈액, 복강신경	간의 모든 질환, 고열 열병, 저혈압, 빈혈증, 혈액순환 장애, 관절염	
6T	위장	위장 장애, 신경성 위장 질환, 소화불량증, 속 쓰림, 위약, 가슴앓이	
7T	췌장, 십이지장	궤양, 위염, 당뇨	
8T	비장, 횡격막	저항력 저하, 딸꾹질, 백혈병	
9T	부신 및 신장	알레르기, 담마진 두드러기	
10T	신장	신장질환, 동맥경화, 만성피로, 신장염, 신우염, 요통	
11T	신장, 수뇨관	여드름, 발진, 습진, 종기 등의 피부질환	

12T	소장, 임파액 순환 계통	류머티즘, 장 질환, 불임증	등 아 래 허 리 부 위
1L 요추 1번	대장, 대장 결장, 서혜부, 사타구니 부분 외	변비, 대장염, 이질, 설사, 탈장	
2L	맹장, 복부, 넓적다리	경련, 호흡곤란, 충수염, 산독증, 정맥절 또는 정맥유출	
3L	성기, 자궁, 방광, 무릎, 난소, 고환	방광질환, 생리불순, 생리통, 유산, 야뇨증, 발기부전, 갱년기 증세, 무릎 통증	
4L	전립샘, 등 아래 부위 근육, 좌골신경, 허리근육	좌골신경통, 요통, 배뇨곤란, 배뇨 때 통증, 빈뇨, 요통, 배통	
5L	무릎 아래 다리, 발목, 발, 발바닥	다리 혈액순환 장애, 발목 부종, 발목 허약 및 통증, 족하 냉증, 다리 허약, 다리 경련	
천골	엉덩이뼈, 엉덩이(좌골, 둔부)	천장골 질환, 척추 만곡	골 반 부
미골	직장, 항문	치질, 치루, 항문소양증, 항문 가려움증, 앉을 때 미골 통증, 이질	

척추가 어긋나 발생하는 거북목 증후군

이처럼 척추가 어긋나면 비단 디스크만이 아니라 척추 만곡, 호흡곤란, 불임, 장 질환, 변비, 류머티즘, 불면, 다리 허약처럼 상상 이상으로 많은 질병들이 발생합니다. 그렇다면 현대에 이런 척추 질병을 유발하는 대표적인 환경은 무엇일까요?

바로 컴퓨터입니다. 현대인들은 컴퓨터 앞에서 많은 시간을 보냅니다. 그런데 모니터에 집중을 하다 보면 거북처럼 목을 앞으로 쭉 빼고 앉을 때가 많습니다. 어깨보다 머리가 앞으로 나오게 되는 것이지요. 그러면 원래 자연스러운 C자 형태의 목뼈가 일자로 서게 되고, 뒷목 근육이 늘어나 과도하게 긴장하거나 수축하여 목과 어깨에 통증이 생깁니다.

이를 거북목 증후군이라고 하는데, 컴퓨터 작업을 할 때 바른 자세로 앉아 목을 앞으로 빼지 않으려고 신경 쓰면 얼마든지 예방할 수 있습니다. 또한 모니터 높이를 눈높이보다 약간 높게 하면 목 디스크 압박도 피할 수 있습니다.

조기용 박사의 암과 난치병 특강 - ⑤

어떤 습관을 가져야 척추가 어긋나지 않을까?

척추를 괴롭히는 습관은 대부분 일상생활에서 옵니다. 따라서 일상에서 척추를 편안하게 해주는 다양한 습관들을 익히면 척추에 무리를 주지 않고, 척추의 손상과 어긋남으로 인한 질병들을 예방할 수 있습니다.

• 수면 시 - 송장자세를 취하라

척추는 온종일 우리 몸을 떠받치고 있다가 우리가 잘 때야 비로소 휴식을 취합니다. 이때 가장 좋은 자세는 천장을 보고 반듯하게 누운 자세입니다. 요가 자세 중 '송장자세' 라는 것이 있는데, 편안한 잠을 자기에 올바른 자세입니다. 말 그대로 송장처럼 온몸을 이완하고 천장을 향해 누워 팔다리를 편안한 위치에 두고 힘을 완전히 빼는 것입니다.

• 통화 시 - 정자세로 통화하거나 스피커와 핸즈프리를 이용하라

　전화를 어깨와 얼굴 사이에 끼우고 다른 일을 하면서 통화하는 습관도 좋지 않습니다. 전화기를 떨어뜨리지 않으려고 고개를 무리하게 기울여 근육통은 물론 목뼈에 심한 자극을 줍니다. 부득이 손으로 잡고 통화할 수 없다면 스피커폰을 이용하고, 휴대전화라면 핸즈프리를 이용하는 게 좋습니다.

• 앉을 시 - 허리를 똑바로 펴고 다리를 꼬아서 앉지 말라

　의자에 앉을 때 다리를 꼬고 앉는 것도 허리뼈를 휘게 만드는 원인입니다. 다리를 꼬고 앉으면 아래에 놓인 골반으로 체중이 쏠리고, 위에 놓인 골반 근육은 과도하게 당겨집니다. 이때 무게중심이 흐트러지면서 중심을 잡기 위해 허리 주변의 근육이 긴장하게 되고 허리가 좌우로 휘는 것입니다.

　앉아 있는 자세만큼이나 서 있는 자세도 중요합니다. 허리를 바로 세우지 않으면 상체가 앞으로 구부정해져 척추에 무리가 옵니다.

• 서 있을 시 - 한쪽 다리에만 힘을 주지 말고 정자세를 유지하라

　또한 두 다리로 무게를 지탱하지 않고 한쪽 다리에만 힘을 준 채 비스듬히 서 있는 것도 척추와 골반을 틀어지게 하는 원인이 됩니다. 서 있을 때는 턱을 당기고, 어깨를 쫙 펴면서 가슴을 내밀고, 배는 집어넣고, 허리를 세워야 합니다. 이때 바지 뒷주머니에 지갑이나 수첩 등 두툼한 물건을 넣고 다니는 것도 좋지 않습니다. 그 상태로 자리에 앉으면 물건이 있는 골반 쪽이 앞으로 밀리면서 골반과 허리뼈가 틀어지기 때문입니다.

• 의복 관련 - 무리한 의복이나 장신구를 피하라

　여자들의 경우 홀터넥 옷은 상의를 고정시키기 위해 옷자락의 매듭을 목 뒤로 묶기 때문에 목뼈에 가해지는 힘이 부담스러울 수 있습니다. 크고 무거운 목걸이도 마찬가지입니다. 휴대폰이나 카메라를 목에 메는 것 역시 목 건

강을 해칩니다. 자신도 모르게 목이 아래로 쳐지게 되고 이것을 버티기 위해 목뼈와 목 주변의 근육이 긴장하게 됩니다.

• 운전 시 - 의자와 핸들 사이에 편안한 간격을 유지하라

운전을 할 때 의자와 핸들, 브레이크 사이의 간격도 중요합니다. 의자를 뒤로 쭉 빼고 앉으면 무릎이 펴지면서 허리가 굽게 됩니다. 따라서 자리에 앉을 때 무릎과 팔이 굽혀지고 등이 의자에 닿은 채 운전할 수 있도록 의자의 위치를 조절해야 합니다.

• 낮잠 시 - 편안한 자세를 유지하라

회사나 학교에서 낮잠을 잘 때도 주의가 필요합니다. 일반적으로 한쪽 팔을 베고 엎드리거나 의자에 앉아 목을 완전히 뒤로 젖히거나 손으로 턱을 괴고 잠깐 낮잠을 청하는 게 일반적인데, 이러한 자세는 척추에 심한 무리를 주어 척추 변형을 가져오고, 자칫하면 전신마비까지 불러올 수 있습니다. 따라서 의자에 앉아서 잘 때는 엉덩이를 의자 안쪽에 바짝 붙이고 목 베개를 받친 뒤 몸 전체를 뒤로 젖힌 자세가 좋습니다. 책상에 엎드려 잘 때는 팔을 베개로 삼기보다는 쿠션이나 책을 높이 쌓아 얼굴을 받쳐 주어야 목과 등, 허리의 부담을 줄일 수 있습니다. 잠깐 동안의 낮잠이라고 방심하면 안 됩니다.

오랫동안 같은 자세로 고개를 숙이고 있거나 젖힌 채 있는 것도 금물입니다. 같은 자세는 근육과 뼈에 무리를 가져오므로, 스트레칭을 통해 근육을 풀어주고 자세를 조금씩 바꿔가면서 체중이 한쪽으로 실리거나 무게 중심이 흐트러지지 않도록 주의해야 합니다. 또한 어떠한 일이든 50분 일한 뒤에는 10분 휴식을 취하며 근육을 풀어주는 것이 좋습니다. 일상생활 중 몸을 움직이는 거의 대부분의 활동이 척추와 관련되어 있습니다. 그만큼 중요하기 때문에 척추에 이상이 생기면 활동에 지장을 받으며, 충격에 노출될 위험도 많습니다. 행동을 할 때 척추를 염두에 두고 움직이는 것을 습관화해야 합니다.

4) 몸의 구조를 바로잡는 추나요법과 턱관절 보조 장치의 착용

다행인 것은 두개골과 턱관절, 척추가 어긋났다고 치료가 불가능한 것은 아니라는 점입니다. 많은 병원에서 디스크나 다른 척추 질병에 수술을 권하지만, 어긋나 있는 몸의 구조를 수술하지 않고 바로잡는 방법이 분명히 있습니다. 바로 추나요법과 턱관절 보조 장치입니다.

비정상 척추를 바로잡는 추나요법

추나요법이란 어긋나거나 뒤틀린 뼈와 관절, 근육을 밀거나 당겨서 바른 자리로 돌려놓는 치료법입니다. 아침에 일어나서 힘껏 기지개를 펴는 것, 아기의 무릎을 꾹꾹 눌러주는 것, 친구들과 등을 맞대고 팔짱을 껴 서로를 들어 올리는 것도 일종의 가벼운 추나요법입니다. 이 추나요법은 비정상적으로 틀어진 뼈와 근육을 정상으로 환원시킴으로써 통증을 완화하고 척추와 주변 조직의 기능을 원활하게 해줍니다.

앞서 말한 것처럼 척추가 틀어지면 주변의 근육과 인대가 수축되고 신경이 압박을 받으면서 통증이 생깁니다. 그러나 통증도 통증이지만, 몸 전체의 활동을 주관하는 중추신경계가 척추를 비롯한 구조가 틀어지면 각 장기에 제대로 전달되지 못해 장기들에 이상 증세가 생깁니다. 이때 추나요법으로 틀어진 부위를 바로잡아 주면 몸에 칼을 대지 않고서도 통증과 장기 이상을 정상으로 회복시킬 수 있습니다.

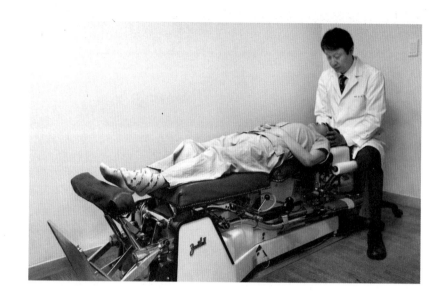

추나요법으로 자생력을 높일 수 있다

사람의 몸에는 자생력이라는 게 있습니다. 자생력은 스스로 살길을 찾아가는 능력이나 힘을 말합니다. 예를 들어 기온이 올라가면 땀구멍을 열어 땀을 배출함으로써 체온을 조절하는 것, 상한 음식을 먹으면 토하거나 설사를 하여 독소를 배출하는 것 모두가 인체의 자생력입니다.

추나요법 또한 자생력을 기반으로 하고 있는데, 제 위치에서 벗어난 뼈를 지속적인 시술을 통해 바로잡아주면 뼈가 자생력을 발동해 스스로 회복해갑니다. 나아가 추나요법은 단순히 어긋나 있는 두개골과 턱관절, 척추를 제자리로 잡아주는 것에 그치는 게 아닙니다. 구조를 올바르게 교정해 중추신경계의 활동을 원활하게 하여 장부의 자생력까지 북돋아주기 때문에 두통, 소화불량, 고혈압, 중풍 같은 내과 질환에도 폭 넓게 응용되고 있습니다.

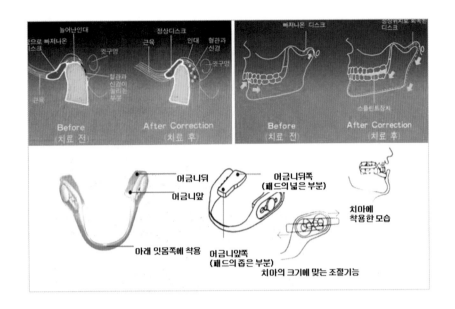

턱관절 교정을 위한 보조 장치 착용

턱관절의 중요성에 대해서는 앞서 충분히 설명하였습니다. 턱관절도 추나요법을 통해 교정이 가능하지만, 턱관절은 음식을 먹거나 말을 할 때 끊임없이 움직이므로 금세 다시 틀어집니다. 그러므로 교정된 자세를 오래 유지할 수 있도록 턱관절 보조 장치를 장착하는 것이 좋습니다.

이 턱관절 보조 장치는 1945년 구제이 박사(C.M Gujay)가 전신질환과 턱관절로 인한 질병 사이에 밀접한 연관이 있다는 이론을 발표하면서 그 이론적 배경이 성립되었습니다. 그는 턱관절의 불균형과 부정교합이 다른 전신질환에 영향을 미친다고 주장했는데, 이후 1970년대에 폰더 박사의 DDS(치아스트레스성증후군) 이론과 맞물려 개념적 확립이 이루어졌고, 나아가 우리나라에서도 재미 치과의사인 이상덕 박사의 국내 소개로 같은 진료 공간에서 협진하며, 소우주한의원의 원장인 저 조기용과 치과의사인 방병관 박사와 함께 이론과 임상에서 턱관절기능교정이론을 활발히 적용하고 있습니다. 현재 이 턱관절 보조 장치의 목적은 기능적으로는 해독과 면역력 회복, 구조적으로는 턱관절 교정을 중심으로 한 상부경추와 두개골 교정치료를 통해 암 및 각종 난치병을 치료하는 것입니다. 이는 환자에게 결과론적인 병 치료가 아닌 진정한 삶의 질을 높여주는 근본 원인 치료에 중심을 두고 있습니다.

조기용 박사의 암과 난치병 특강 - ⑥

• 턱관절 보조 장치, 어떻게 사용해야 하나?

턱관절 보조 장치는 치과 이론과 추나요법, 한방 이론에 근거하여 여러 번의 시행착오 끝에 개발된 의료 기구로, 턱관절 불균형으로 인한 문제점들을 해소하는 데 효과적입니다. 나아가 척추에 직접 힘을 가하지 않고도 목뼈부터 그 아래 척추를 교정해 인체의 불균형을 잡아주고, 뇌로 올라가는 혈관의 꼬임을 방지해 뇌의 산소와 영양 공급이 원활하게 해주는 보조 역할을 합니다. 사용방법은 다음과 같습니다.

- 패드의 쐐기 모양의 넓은 쪽이 어금니 쪽으로, 좁은 쪽이 앞니 방향이 되도록 합니다.
- 양쪽 패드를 연결한 선은 아랫잇몸이나 윗잇몸 방향 모두 무방하니 편한 대로 착용합니다. (보통인 경우 아래로, 주걱턱인 경우 위로)
- 효과와 턱의 통증 완화를 위해 장치를 패드 위에 어금니를 올려놓는다는 느낌으로 지그시 뭅니다. 저작근이 아프면 잠시 장치를 빼고 근육 긴장이 완화되면 다시 착용합니다. 이는 장치에 대한 적응 과정입니다.

- 장치는 1개월 이상 6개월 정도 착용하고 적응을 위해 처음에는 하루 2~8시간씩 착용하다가 점차 기간을 늘리며, 적응이 되어 꽉 무는 습관이 사라지면 일주일 후 낮 이외 수면시간에 사용해도 됩니다.
- 장치를 물고 혀끝을 윗니에 가볍게 대면 꽉 무는 습관을 줄일 수 있습니다.
- 오염과 감염을 예방하기 위해 양치 시 칫솔질로 잘 닦아줍니다.
- 패드가 손상되면 여분의 패드를 사용합니다.

• 턱관절 보조 장치의 효과

　처음 턱관절 보조 장치를 착용하면, 틀어진 턱 관절에 익숙했다가 턱 균형이 맞아지면서 치열이 부자연스러운 느낌이 들 수 있습니다. 일시적으로 턱관절에서 소리가 날 수도 있고, 구역질이 날 수도 있습니다. 그래서 이 때문에 '과연 이 보조 장치가 효과가 있는지, 이 불편한 걸 감수할 필요가 있는지' 고민하는 분들이 계십니다. 그러나 이렇게 약 일주일 정도가 경과하면 차츰 불쾌한 증상이 없어지고 긍정적인 효과를 경험할 수 있습니다.

　턱관절 보조 장치를 착용하면 이를 꽉 무는 습관으로 인한 통증이 사라지고 편두통, 목뒤나 어깨의 묵직함, 뻐근함 등이 호전되며 비염에도 효과가 있습니다. 또한 얼굴 균형이 맞춰지면서 좌우 비대칭이던 얼굴이 바로잡히고, 눈꺼풀이 쳐져서 짝짝인 눈도 눈꺼풀이 제자리로 올라가면서 좌우 균형이 잡힙니다. 턱 근육이 긴장되어 두툼했던 턱 선도 부드럽게 살아나고 광대뼈도 좌우 대칭을 이루게 됩니다. 이 내용을 요약하면 다음과 같습니다.

　▶편두통, 요통, 및 어깨 근육통 호전 ▶비염 증상 완화 ▶신체균형 정상화 ▶얼굴 좌우대칭을 복구하고, 눈꺼풀 처짐으로 인한 좌우 비대칭의 눈을 원위치로 복구 ▶턱 주위 저작근의 긴장을 풀어줌으로써 턱 선이 살아남 ▶턱관절 주위의 뇌신경과 혈관이 지나가는 중요한 부위를 교정해 신경성 질환(불면, 두통, 상열감, 갱년기 열감) 등에 큰 도움이 된다.

02 :::

소우주 한의원에서 진행되는 마음 강화법

1) 분노와 근심, 슬픔과 두려움이 질병을 악화시킨다

앞서 우리가 살펴본 턱관절과 척추 교정을 통한 치료는 구조적 문제를 해결해 면역력을 높이는 첫 번째 치료 과정입니다. 하지만 이것만으로는 결코 질병의 100%를 치료할 수 없습니다. 질병의 원인, 치료, 재발 혹은 사망까지, 사람의 목숨이 죽고 사는 갈림길에서 항상 최후의 보루로 기능하는 것은 마음과 의지입니다.

언젠가 읽었던 책 내용 중에 기억에 남는 장면이 있습니다. 나치에게 발각될 위험에 처한 유태인 주인공이 배신자가 되어 살아남을 것인가, 탈출할 것인가, 자결할 것인가 온갖 고민을 하며 밤을 새고 아침에 거울을 보니 머리가 새하얗게 세어 있던 장면입니다. 천자문을 밤새워 만들고 머리가 하얗게 되었다는 일화도 유명하지요. 과연 과학적으로, 의학적으로 이러한 일이

가능할까요?

스트레스가 호르몬 분비를 방해한다

머리카락이 희어지는 이유는 멜라닌 색소가 없어지기 때문입니다. 멜라닌 색소는 멜라노사이트라는 세포에서 만들어지는데, 멜라노사이트가 활동하기 위해서는 특정 호르몬의 도움이 필요합니다. 그러나 고민을 많이 하면 스트레스 작용으로 뇌 활동이 둔화되어 호르몬 분비와 균형에 이상이 생기고, 그로 인해 짧은 시간 안에 머리가 희게 셀 수 있습니다.

또한 스트레스는 멜라노사이트에만 영향을 미치는 것이 아닙니다. 스트레스가 발생하면 체내에는 스트레스 호르몬의 일종인 아드레날린의 분비가 증가합니다. 아드레날린은 교감신경을 흥분시켜 혈관을 수축하게 만드는데, 이로 인해 여러 가지 공급원이 막히고 산소가 공급되지 않으면서 머리카락이 희게 될 수 있습니다.

비단 흰머리뿐만이 아닙니다. 스트레스가 격해지면 정신적 · 감정적인 원인으로 탈모나 원형탈모증이 생기기도 합니다. 나아가 정신적인 충격이나 증오와 복수심 등도 교감신경을 자극해 일시적인 난청이나 시력 장애, 마비나 경련을 불러일으킬 수 있습니다. 나아가 현대인을 괴롭히는 다양한 질병들도 마찬가지로 스트레스가 발병 원인 중에 하나로 손꼽히며, 특히 암 환자들의 경우 불안감과 초조함을 가라앉히고 얼마나 긍정적이고 편안한 마음을 먹는가에 따라 치료 경과가 달라지게 됩니다.

2) 질병도 마음의 힘으로 이겨낼 수 있다

우리 몸은 마음과 정신을 하나로 담아내는 그릇입니다. 깨진 그릇에 물을 담을 수 없는 것처럼, 건강하지 않은 몸에는 올바른 마음과 정신을 담을 수 없습니다. 그럼에도 평상시 건강의 소중함을 알고 노력하는 사람은 많지 않습니다. 대부분이 건강을 잃고 고통 받게 되고서야 후회를 합니다.

이런 취지에서 저는 건강에 대한 생각이 근본적으로 바뀌어야 한다고 생각합니다. 건강하려면 몸의 노력과 동시에 건강을 이해하고 깊이 숙고하는 마음의 노력이 필요하며, 마음이 건강해야 몸도 건강해진다는 것을 이해해야 합니다. 몸은 마음의 지배를 받기 때문입니다.

우리 몸은 생각대로 반응한다

항구에서 일하는 남자가 있었습니다. 그는 배에서 내린 물건을 냉동 창고에 옮기거나 냉동 창고의 물건을 배에 싣는 일을 했습니다. 어느 날 물건을 모두 배에 실은 뒤 남은 게 없는지 확인하려고 냉동 창고로 들어갔는데, 그만 그 뒤에 있던 다른 선원이 아무도 없는 줄 알고 냉동 창고의 문을 닫아버렸습니다.

냉동 창고는 밖에서만 문이 열리기 때문에, 안에서 아무리 두드려도 꿈쩍도 하지 않았습니다. 남자는 점차 죽음의 공포에 휩싸여 절망감에 빠졌습니다. 다음날 오후에 배가 들어와야 창고 문이 열릴 텐데, 영하 20도의 창고 안에서 맨몸으로 24시간을 버텨내는 건 불가능했기 때문입니다.

남자는 바닥에 떨어져 있는 못을 주워 벽에다 유서를 써내려갔습니다.

"얼굴이 얼어서 감각이 없다……. 숨을 쉴 때마다 입김이 코끝에서 얼어붙는다……. 손가락과 발가락에 감각이 없다……."

남자는 시시각각 자신이 죽어가는 과정을 상세하게 묘사했습니다. 그리고 사랑하는 가족에게 가슴 뭉클한 마지막 인사를 남겼습니다.

다음날 오후, 냉동 창고의 문이 열렸을 때 사람들은 그 안에서 얼어 죽은 남자의 시체를 발견했습니다. 그리고 그가 남긴 유서를 읽으면서 눈물을 흘렸습니다. 하지만 무엇보다 안타까웠던 것은, 그 냉동 창고의 전원이 꺼져 있었다는 사실이었습니다. 냉동 창고의 물건을 다 날랐다고 확신한 한 직원이 퇴근하면서 마지막으로 전원을 껐기 때문에 창고 온도는 사실상 사람을 죽게 만들 만큼 낮지 않았습니다. 그럼에도 남자는 자신이 얼어 죽어가고 있다는 공포에 휩싸여 실제로 얼어 죽고 말았습니다.

젊음과 늙음, 건강과 질병은 마음의 차이에서 온다

사람을 의자에 묶은 뒤 눈을 가리고 손목을 차가운 금속으로 그은 뒤 그 위에 체온 정도의 물을 한 방울씩 떨어뜨립니다. 그리고 "네 손목을 칼로 그었는데, 치료하지 않으면 넌 곧 과다출혈로 죽을 것이다"라고 말합니다. 그러면 그 사람은 극도의 공포에 휩싸여 몸에서 점점 힘이 빠지고 의식이 흐려지게 됩니다. 심지어 실제로 심장 박동과 호흡도 약해지게 됩니다. 그리고 그 상태로 두면 쇼크로 죽고 맙니다. 그저 손목 위로 따뜻한 물을 흘려 보냈을 뿐인데 머릿속에는 몸에서 피가 빠져나가고 있다는 정보가 입력되면서 결국 과다출혈 쇼크 반응으로 죽게 되는 것입니다. 이는 잘 알려진 나치의 고문법으로서, 이처럼 마음이 몸에게 보내는 메시지는 엄청나게 강렬

합니다. 마음은 짧은 시간에 사람의 목숨을 좌지우지할 만큼 크고 강력한 영향력을 발휘합니다. 생각이 모든 것을 결정합니다. 자신이 젊고 건강하며 매력적이라고 생각하십니까? 나이가 많으니 여기저기 아픈 게 당연하며 늙고 힘없다고 생각하십니까?

여러분의 머리가 그렇게 생각하는 순간, 몸도 그렇게 될 것입니다.

3) 건강의 비결은 웃음과 긍정적인 생각에 있다

근래 들어, 시대를 반영하는 키워드로 '동안'을 꼽을 수 있습니다. 심지어 텔레비전에서 동안 선발대회를 중계하기도 하는데, 실로 세월과 무관하게 젊음을 유지하고 있는 사람들이 적지 않습니다.

그런데 그들과 인터뷰해보면 한 가지 공통점이 있습니다. 동안의 비결을 물으면 '웃음'과 '긍정적인 생각'을 빼놓지 않는다는 것입니다.

웃음으로 질병을 치료한 웃음치료의 아버지 노만 커즌스

웃음이 병을 치료하고 건강을 유지시킨다는 연구 보고는 이미 13세기부터 존재합니다. 그 이후 많은 의사들이 수술의 고통을 덜기 위해, 운동요법의 하나로, 긴장감을 완화시키기 위해, 소화를 돕기 위해, 내장기관을 자극하는 방법으로 웃음을 이용해왔으며, 웃음의 치료 효과에 대한 연구는 아직도 계속되고 있습니다. 웃음치료가 일반에게 알려지고 보편화되기까지는 미국인 노만 커즌스의 역할이 컸습니다. 그는 잡지 편집장으로, 강직성 척추염에 걸려 뼈와 근육이 굳어가는 고통 속에서 나날을 보냈습니다.

그러던 어느 날 그는 텔레비전에서 코미디 프로그램을 보고 마음껏 웃고 났더니 통증이 줄어드는 것을 느꼈습니다. 약 15분 동안 웃었더니 2시간 정도 통증이 가신 것입니다. 노만 커즌스는 거기에 의문과 호기심을 품고 나름의 웃음치료를 해보기로 마음먹었습니다. 마음껏 웃을 수 있는 코미디 프로그램, 코미디 영화, 유머가 적혀 있는 책들을 찾아서 보기 시작한 것입니다. 그 와중에도 고통이 쉴 새 없이 그를 위협했지만, 그는 억지로라도 크게 웃었습니다. 주위 사람들은 그가 고통 때문에 미쳐버린 건 아닌가 걱정스런 눈으로 바라보았습니다.

그런데 신기한 변화가 일어나기 시작했습니다. 미친 듯이 웃은 지 일주일쯤 지났을 때, 발가락과 손가락 통증이 사라졌습니다. 이어서 시간이 흐르자 차츰 진통제와 수면제 없이도 버틸 수 있을 정도로 통증이 완화되고, 혼자서 밥을 먹게 되었으며 다리를 들고 내리는 데까지 증세가 호전되었습니다. 그리고 마침내, 긴 시간과 힘든 노력 끝에 그는 스스로 자리를 털고 일어났습니다.

이후에도 그는 웃음치료를 계속했고, 그 결과 보통 사람처럼 골프와 테니스를 즐기며 건강한 삶을 살 수 있게 되었습니다. 병원에서도 포기한 병을 스스로 치료해낸 의지도 대단하지만, 그 방법이 '웃음' 이었다는 것이 더 놀라울 따름입니다.

분노, 근심, 슬픔, 두려움이 만드는 병

이처럼 웃음은 치료와 예방 효과가 훌륭할 뿐 아니라, 의사의 처방 없이도 마련할 수 있는 공짜 보약입니다. 반면 이렇게 공짜 보약이 있는 반면 자기가 만드는 독약도 있습니다. 우리는 누적된 스트레스가 건강에 악영향을 미친다는 것을 잘 알면서도, 날마다 겪는 사소한 감정 변화가 건강에 구체적으로 어떤 영향을 가져오는지는 알지 못합니다.

대부분의 사람들은 감정을 그저 스쳐 지나가는 것이라고 생각하지만, 사실 감정은 몸에 어떤 형태로든 흔적을 남깁니다. 쉽게 화를 내는 사람, 한 번 화가 나면 두고두고 치를 떠는 사람은 간이 상하기 쉽습니다. 어느 게 먼저라고는 말할 수 없지만, 실제로 간이 나쁜 사람들은 쉽게 화를 냅니다.

한 예로, 억울한 일을 당하거나 화가 나면 몸에서 열이 나서 간으로 그 화기가 전해지고, 그 열이 쌓이면 간 기능에 문제가 생겨 두통이 생기고 눈이 충혈되며 옆구리가 쿡쿡 쑤신 증상이 나타납니다. 또한 드라마 같은 데서 화를 내다가 쓰러져 중풍에 걸리는 사람을 볼 수 있는 것처럼, 분노는 혈압을 상승시켜 뇌출혈과 뇌경색을 불러옵니다. 나아가 하늘이 무너지고 땅이 꺼질까봐 밖에 나가지 못하는 사람처럼, 유독 근심 걱정이 많은 사람은 항상 쓸데없는 걱정으로 깊은 한숨을 쉽니다. 생각이 많은 사람도 마찬가지입니다. 해답 없는 생각이 꼬리에 꼬리를 물어 근심 속에서 나날을 보냅니다. 그리고 우리 장기 중에서도 위장은 그런 감정들에 가장 민감하게 반응해 위장 소통에 방해를 받고 위 근육이 뭉칩니다. 때문에 소화가 안 되고, 식욕이 없고, 속이 쓰리거나 뒤틀리는데, 심하면 우울증과 의욕 상실 등의 정신적 문제까지 생겨나게 됩니다.

한편 폐는 슬픔과 연결된 기관입니다. 드라마나 장례식에서 슬픔에 겨워 흐느끼다가 갑자기 숨이 턱 막혀 기절하는 사람을 본 적이 있을 것입니다. 살면서 가장 큰 충격과 슬픔은 가까운 사람의 죽음이나 배신이라고 합니다.

부모님이나 사랑하는 사람을 잃었을 때, 실연을 당했을 때, 믿는 사람에게 배신을 당했을 때, 사업에 실패해서 좌절했을 때 그 슬픔이 폐의 기능을 떨어뜨려 호흡과 순환에 문제가 생깁니다. 그래서 깊은 슬픔에 잠긴 사람은 호흡이 짧고, 불규칙하며, 기침을 많이 합니다. 피부가 거칠고 건조한 것도 폐의 영향입니다.

또한 무서운 것을 보고 놀란다든지, 두려워한다든지, 공포에 휩싸이게 되면 신장 기능이 상합니다. 여름에 공포영화를 보고 나온 사람, 번지점프를 하고 내려온 사람, 놀이기구를 타다가 온 사람, 순간적으로 깜짝 놀란 사람의 신장을 조사해보면 기능이 떨어지고 그것과 관련한 방광과 성기능에도 문제가 생기는 것으로 나타났습니다. 물론 놀이기구 타는 일이 무섭거나 놀랍지 않고 신이 난다면 상관없습니다. 이렇게 신장 기능이 안 좋아지면 노폐물을 배설하는 데 문제가 생기고, 노폐물이 몸에 쌓여 간에도 안 좋은 영향을 미치고, 간이 제 기능을 못하면 위장도 상합니다. 몸은 이렇게 유기적으로 연결되어 있기 때문에 어느 한 기관이라도 무시하거나 소홀할 수 없습니다. 미움, 질투, 모략, 부정적인 생각, 음란한 생각 등도 피를 마르게 하고 세포 조직에 좋지 않은 내용을 각인하고 후대에까지 영향을 미칩니다.

그리고 모든 이 희로애락은 심장과도 관련이 있습니다. 심장은 정신적인 감정을 모두 주관하고 있기 때문입니다. 그래서 희로애락에 민감하게 반응하는 사람은 심장이 좋지 않습니다. 실제로 복권에 당첨되어 너무 좋아하다가 심장마비에 걸려 죽은 사람도 있습니다. 자제력을 잃고 급격히 감정에 동요하면 아무리 좋은 감정도 건강을 해칩니다.

따라서 차분하게 감정의 동요 없이, 안정적이고 긍정적인 마음으로 평안을 유지해야 건강을 유지할 수 있음을 알아야 합니다.

4) 평생 건강하려면 밝은 의식 수준을 높여야 한다

영화든 책이든 극적인 긴장감과 재미를 주는 주제로 복수를 많이 다룹니다. 시청자들이 반복되는 일상에 지루함을 느끼고 좀 더 신선하고 자극적인 것을 원하니, 사랑도 광적인 사랑을 원하고 슬퍼도 가슴이 찢어지는 슬픔을 원합니다. 복수도 최대한 잔인하고 극도로 폭력적이어야 흥미를 느낍니다. 악을 응징하는 모습을 보면서 통쾌한 기분이 드는 것입니다.

그러나 악을 악으로 갚는 복수의 결론은 파멸과 허무뿐입니다. 그것은 총알을 가슴에 품고 사는 것과 같습니다. 총알이 몸 안에 박혀 있으면 그 주변이 썩거나 문제를 일으킵니다. 미워하는 마음, 증오와 복수심 등도 언제 폭발할지 모르는 총알입니다. 그렇게 마음이 병드니 몸이 병들어 몸 안에 암덩어리가 생깁니다.

정신에도 밝기와 수준이 있다

앞서 말한 것처럼 나쁜 감정은 면역력을 떨어뜨리고 각종 질병을 가져옵니다. 자신에게 해를 끼친 사람을 미워하고 그 행동을 되새김질하고, 자신이 얼마나 고통을 받았는지, 얼마나 많은 피해를 입었는지를 생각하면 도저히 건강한 삶을 살 수 없는 것처럼, 어떻게 보면 다른 사람을 이해하고 용서하는 것도 곧 자신을 위한 일입니다.

그럼에도 용서한다는 말이 쉽게 나오지 않고, 처음에는 용서할 수 있을 것 같았지만 생각할수록 화가 나서 다시 분노의 늪에 빠지는 경우도 있습니다. 그래서 "용서는 햇볕 아래 내놓은 아이스크림과 같아서 쉽게 녹아내린다"는 말도 있습니다.

하지만 사람의 마음은 그리 넓지 않아 나쁜 감정과 좋은 감정을 다 담아 둘 수 없습니다. 일정한 한계가 있는 마음을 분노로 채우면 행복의 감정은 줄어들 수밖에 없습니다. 인간의 마음이 100일 때 70이 분노라면, 행복의 자리는 30밖에 되지 않는 것입니다. 이때 반대로 분노의 크기를 30으로 줄이고 행복으로 70을 채우면 그는 몸과 마음의 건강과 평화를 얻게 되고 높은 의식 수준에 다다를 수 있습니다.

실제로 미국 컬럼비아 대학의 정신의학자인 데이비드 호킨스 박사가 인류 최초로 인간의 의식을 구체적인 수치로 측정해낸 바 있습니다. 그는 인간의 의식이 수준에 따라 고유한 밝기와 에너지를 뿜어낸다고 주장했는데, 그의 이론은 현재까지도 의식에 대한 가장 과학적이고 구체적인 이론으로 인식되고 있습니다. 그가 제시한 인간 의식 수치는 다음과 같습니다.

	의식의 밝기	의식수준	감정	행동
밝은 의식 (주인의식)	700~1000	깨달음	언어 이전	순수의식
	600	평화	하나됨	인류공헌
	540	기쁨	감사	축복
	500	사랑	존경	공존
	400	이성	이해	통찰력
	350	포용	책임감	용서
	310	자발성	낙관	친절
	250	중립	신뢰	유연함
	200	용기	긍정	힘을 주는

	의식의 밝기	의식수준	감정	행동
	175	자존심	경멸	과장
	150	분노	미움	공격
	125	욕망	갈망	집착
어두운 의식 (피해의식)	100	두려움	근심	회피
	75	슬픔	후회	낙담
	50	무기력	절망	포기
	30	죄의식	비난	학대
	20	수치심	굴욕	잔인함

어떻습니까? 현재 여러분은 이 도표 중 어느 수준까지 도달해 있습니까?
위의 도표는 우리가 마음속에서 몰아내야 할 감정의 순위와 높은 의식 수준
에 오르기 위해 어떤 감정을 더 많이 품어야 하는지를 또렷이 보여주는 지
표일 것입니다.

조기용 박사의 암과 난치병 특강 -⑦

마음에서 온 병은 마음으로 해결할 수 있다

사람들은 흔히 누구나 자신만의 삶을 살아간다고 생각합니다. 그러나 반
드시 그런 것만은 아닙니다. 우리의 생각과 행동 대부분은 사실상 누군가로
부터 영향을 받아 축적되었다가 드러나는 것입니다. 실로 우리는 부모님이

건, 선생님이나 책이건, 친구건, 유명한 철학자건 그들의 지식과 행동을 표방하는 경우가 많습니다.

모방은 나쁘지 않습니다. 다만 그것을 자신의 것으로 만들기 위해 꼭 해야할 일이 있습니다. 먼저 온전한 자아를 깨닫는 것입니다. 남을 따라하는 존재로 머물지 않으려면 내부의 자아가 강해야 합니다. 그렇다면 자신의 삶을 살아가는 주체적인 삶이란 무엇이며, 어떻게 해야 그렇게 살 수 있을까요?

그것은 자신의 모습을 있는 그대로 바라보는 것에서부터 시작됩니다. 외부로 향한 마음의 창문을 닫은 다음 에너지를 자신의 내면으로 고요히 집중하는 것입니다. 그리고 가슴과 몸에서 전해지는 소리에 귀를 기울입니다. 그렇게 진실이 무엇인지, 자신이 본성이 무엇인지를 살피는 내면 탐구에 익숙해지면, 삶의 지혜와 통찰력을 얻고 남에게 방해 받지 않는 진정한 자아를 발견하게 됩니다. 또한 이 진정한 자아 발견은 병을 치유하고 건강을 유지하는 길이기도 합니다.

어떤 질병이든 마음속 깊은 곳에서 생겨나 몸으로 번져갑니다. 시기, 질투, 욕망, 원망, 근심, 걱정, 조급, 좌절, 교만, 우울, 분노, 불쾌, 미움, 공포, 슬픔, 열등감, 번뇌, 망상, 화, 혼란, 투사, 합리화, 탐욕 등 잘못된 마음의 씨앗이 뿌리를 내려 싹을 틔운 것이 질병입니다.

여기서 우리는 한 가지 사실을 기억해야 합니다. 일단 병에 걸렸다면 마음을 먼저 낱낱이 점검해봐야 하며, 마음을 치료하면 마음으로부터 온 그 질병도 몸으로부터 자연스럽게 멀어진다는 점입니다. 사실상 질병의 뿌리는 결코 우리 장기와 육체에만 있지 않습니다.

이 순간 나를 괴롭히는 질병을 고쳐 반드시 건강을 되찾겠다는 긍정적인 마음가짐, 내게 잠재된 고통과 슬픔과 분노를 모두 몰아내고 밝은 삶을 살겠다는 의지, 이 모든 것이 수많은 사례에서 불치병을 이겨내고 회복되는 시발점이 된다는 점을 기억해야 합니다.

03

소우주 한의원에서 진행되는
독소 제거를 위한 세포 재생법

1) 몸 속 혈액의 기능에 주목하라

사람의 몸은 70% 이상이 물입니다. 혈액은 물론 피부, 장기, 근육, 하물며 뼈에도 물이 포함되어 있습니다. 몸속에서 물이 체중의 2% 부족하면 갈증을 느끼고, 5% 부족하면 체온 조절과 호흡에 이상이 오며, 10%가 부족하면 의식을 잃고 사망할 수도 있습니다. 이렇듯 인체에 중요한 수분은 몸속에서 여러 형태로 존재하는데, 특히 혈액은 90%가 물이며 머리끝에서 발끝까지 순환하면서 다양한 기능을 합니다.

우리 몸의 파수꾼과 일꾼인 혈액

혈액의 가장 중요한 기능은 방어 작용입니다. 상처 때문에 피가 날 때 혈소판이 혈액을 응고시켜 과다 출혈로 인한 사망을 막아줍니다. 또한 바이러스가 몸속으로 들어왔을 때 그것과 싸우고 잡아먹는 백혈구도 혈액 내에 있습니다.

혈액의 두 번째 기능은 운반 작용입니다. 혈액은 몸속을 순환하면서 산소, 이산화탄소, 영양분이나 노폐물, 호르몬, 혈구, 항체 등을 운반합니다. 즉, 음식을 먹고 숨을 쉬며 대사하는 모든 과정에 관여합니다.

세 번째, 조절 작용을 합니다. 우리 몸이 36.5℃의 체온을 유지하는 것도, 산성이나 알칼리성으로 치우치지 않는 것도, 체액 농도가 일정하게 유지되는 것도 혈액의 덕분입니다.

이밖에도 혈액의 기능은 다양한데, 만약 혈액의 여러 기능 중 한 가지라도 문제가 생기거나 순환이 원활하지 않으면 곧 건강에 빨간불이 들어옵니다.

2) 혈액 오염을 막아야 세포 기능이 높아진다

혈액이 제 기능을 못하는 데는 여러 원인이 있지만 가장 큰 원인은 오염입니다. 다양한 생활습관과 환경적 요소로 혈액이 오염되면 혈관 또한 오염되어 순환에 문제가 생기는 것입니다. 나아가 이렇게 혈액이 오염되면 혈액 속의 영양소와 산소 등이 세포에 제대로 전달되지 못해 세포 또한 병들게 됩니다.

혈액이 오염되는 원인으로 크게 다섯 가지를 손꼽을 수 있는데 각각의 항목들을 상세히 살펴 주의를 기울일 필요가 있습니다.

혈액이 오염되는 다섯 가지 이유

혈액이 오염되는 첫 번째 이유는 과식입니다. 과유불급(過猶不及)이란 말처럼, 살아가기 위해 필요 이상의 음식을 먹으면 그것이 오히려 독이 됩니다. 특히 패스트푸드와 인스턴트는 과식하기 쉬운 음식입니다. 잘게 다지거나 화학조미료를 많이 사용하고, 자극적이고, 빠른 시간에 먹을 수 있도록 가공되어 있기 때문입니다.

과식을 하면 과도한 음식물을 소화시키기 위해 소화효소가 과하게 분비되어 위장과 장의 활동이 둔화되고, 이로 인해 음식물이 장에 머무는 시간이 길어지고 부패하여 독소를 만듭니다. 그리고 그 독소가 피를 통해 순환하면서 세포와 신경을 상하게 만듭니다.

과식의 폐해는 이것뿐만이 아닙니다. 과식은 몸에 콜레스테롤과 지방을 필요 이상으로 축적하여 비만을 불러일으키고, 비만은 고지혈증, 당뇨, 심장병 등 여러 가지 성인병을 유발합니다.

둘째, 잘못된 식습관도 혈액을 오염시키는 원인이 됩니다. 고기와 달걀, 유제품을 많이 먹으면 우리 체내에는 노폐물이 급속도로 증가하게 됩니다. 대량생산을 위해 소와 돼지, 닭에게 먹인 성장촉진제, 항생제 등 유해한 물질이 우리 몸 안에 그대로 쌓이는 것입니다.

빨리 먹는 습관도 문제입니다. 음식을 빨리 먹으면 위장이 음식물을 분해하는 데 많은 시간이 걸리고 미처 분해하지 못한 음식물이 찌꺼기로 남습니다. 이 찌꺼기는 마치 시궁창에서 썩은 쓰레기처럼 더러운 독소로 변하는데, 이를 '담'이라고 합니다.

담이 많으면 소화가 안 되고, 가스가 차고, 간이 안 좋아져 늘 피곤하고,

머리가 멍해지거나 자꾸 졸리게 됩니다. 또한 이것이 병으로 진행되어 암, 뇌경색, 심근경색, 당뇨, 통풍, 지방간 같은 생활습관병으로 나타납니다.

셋째, 혈액을 오염시키는 세 번째 이유는 운동 부족입니다. 근육을 사용하지 않으면 인체는 땀을 흘리지 못해 체온이 낮아지게 됩니다. 이렇게 체온이 낮아지니 땀과 소변으로 독소와 노폐물을 배출하지 못하고, 노폐물이 연소되지 않아 혈액순환이 안 되는 것입니다. 결국 이렇게 몸에 고스란히 남게 된 노폐물은 피를 오염시킵니다.

넷째, 스트레스 또한 피를 오염시킵니다. 모든 병의 원인이 되는 스트레스는 과도한 업무, 사람들과의 관계, 자연환경으로부터의 자극, 질병 등 갈등의 요소로 인해 발생하며, 피의 오염뿐만 아니라 면역력 저하, 고혈압, 요산과 콜레스테롤 증가, 심장과 소화기 계통의 질병에 직·간접적인 원인이 됩니다.

다섯째, 체온을 떨어뜨리는 습관도 피 오염에 한몫을 합니다. 사람의 체온은 36.5℃인데, 체온이 떨어지면 혈관이 수축되고 피의 흐름이 약해지면서 각 세포와 장기에 산소와 물, 영양분을 충분히 공급하지 못해 대사에 장애가 생기고 노폐물 처리 속도도 느려져서 피가 탁해지게 됩니다.

찬 음식을 많이 찾는 여름에 질병이 많은 이유도 이처럼 몸이 차가워지며 면역력이 저하되고 대사와 순환이 잘 이뤄지지 않기 때문입니다. 반대로, 체온이 1℃ 올라갈 때마다 면역력은 6배 높아진다고 합니다. 가장 좋은 것은 운동과 수련으로 체온을 올려 주는 것이지만, 그것이 용이하지 않을 때는 따뜻한 물주머니나 담요를 덮어 외부에서 열을 가함으로써 체온을 올릴 수 있습니다.

세포를 건강하게 하려면 피가 깨끗해야 한다

인체의 건강 정도를 알아보는 문진 중에 생혈구 검사라는 것이 있습니다. 이 생혈구 검사는 채혈하자마자 산소와의 접촉을 막아 현미경으로 자세히 혈구의 상태와 형태를 살펴보는 것입니다.

중병을 앓는 환자들의 경우는 이 생혈구 검사에서 흐트러지고 변형된 형태의 혈구가 나타나는 반면, 몸이 회복되면 혈구 형태도 깨끗해지고 그 움직임도 활기가 돕니다. 이는 피의 상태가 질병의 상태와 긴밀한 연관이 있다는 것을 보여줍니다.

앞서도 설명했듯이 혈액은 우리 몸 구석구석을 돌며 음식물에서 얻어낸 영양소와 산소를 전달하는 동시에 노폐물 처리 등의 대사순환을 담당합니다. 이때 혈액이 오염되고 순환이 힘들어지면 세포와 세포막의 활동도 둔해지고, 이로 인해 몸의 면역체계가 무너지게 됩니다.

인체는 약 60조 개의 세포로 이루어져 있습니다. 세포가 건강의 근간이라는 말도 이처럼 수많은 세포들이 생장하고 소멸하며 자연스러운 균형을 잡을 때 건강하다는 뜻입니다. 그러나 혈액의 오염은 이 같은 세포의 생장과 소멸 균형을 무너뜨려 암 세포 등의 이상세포를 만들어내고 건강을 무너뜨립니다. 따라서 세포 활동에 핵심적 역할을 하는 피의 오염을 막는 일은 혈액 자체의 건강을 위해서뿐만 아니라 세포의 생장과 소멸, 나아가 건강한 세포 재생에도 결정적인 영향을 미친다고 할 수 있습니다.

3) 혈액이 탁하면 반드시 독소 제거를 해야 한다

혈액의 상태는 건강의 바로미터입니다. 그러나 맨눈으로는 혈액의 상태를 알기 힘들고, 앞서 설명한 것처럼 채혈과 동시에 생혈액을 산소가 접촉하지 않게 판유리로 덮은 다음 특수 현미경으로 확대해야 상태를 파악할 수 있습니다. 이것은 시약으로 화학 반응을 보는 것이 아니라 피의 청탁(맑고 탁한 정도), 피로도 등 몸의 전반적인 건강 상태를 알아보는 검사이며, 이 검사 결과가 치료와 처방의 기초가 됩니다.

모든 동물과 식물의 조직에는 소마타이드(Somatids, 생명력)라는 기초물질이 있습니다. 이 소마타이드는 가장 작은 세포 면역물질로서, 재생되거나 변형되며 16단계의 형태 변화를 보입니다. 이때 생혈구 검사에서 소마타이드의 1~3단계가 많으면 면역 상태가 좋은 것이고, 4~16단계로 단계가 진전되면 면역력이 떨어져 질병에 걸릴 확률이 높아집니다. 경락을 발견했다는 북한의 김봉한은 이것을 13단계로 발표한 바 있습니다.

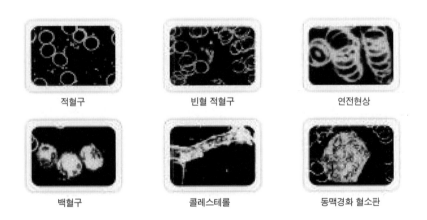

| 적혈구 | 빈혈 적혈구 | 연전현상 |
| 백혈구 | 콜레스테롤 | 동맥경화 혈소판 |

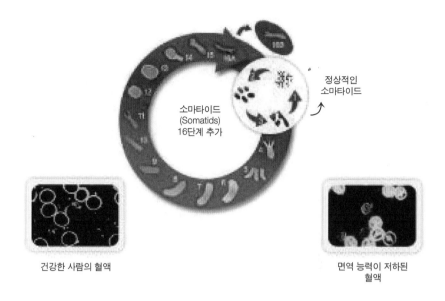

소마타이드
(Somatids)
16단계 추가

정상적인
소마타이드

건강한 사람의 혈액

면역 능력이 저하된
혈액

일상적 모든 행위가 독소를 만들어낸다

이처럼 생혈액을 검사하는 것은 혈액의 오염도를 측정해 건강 상태를 알아보기 위해서입니다. 우리가 먹고, 숨 쉬고, 생각하고, 움직이는 모든 행위는 우리 몸속에 수많은 화학반응을 일으키는데, 이 과정에서 우리 체내에는 유해산소와 더불어 일산화탄소, 황산, 인산, 요산 등의 유독 물질이 만들어집니다. 특히 유해산소는 일명 활성산소라고도 불리며, 세포막과 DNA, 그 외 세포를 공격하고 단백질을 산화시킴으로써 질병과 노화의 원인이 됩니다.

비단 활성산소뿐만이 아닙니다. 현대사회는 공해로 오염되고, 농약과 화학비료를 사용한 곡식을 먹고, 항생제와 성장촉진제로 범벅이 된 육류와 유가공품을 먹고, 유해물질로 사방이 덮인 공간 안에서 살 수밖에 없는 환경입니다. 이런 환경에서 살다 보면 자연스레 몸에 독을 쌓을 수밖에 없습니다. 다만 인체에도 이를 방어해주는 방어막이 있긴 합니다.

바로 간장과 신장 같은 해독 기관입니다. 이 두 기관은 체내에 유해한 성분이 침입하면 그 독소의 영향을 최소화하기 위해 독소의 처리를 맡습니다. 이렇게 처리한 독소를 신장에서는 소변을 통해 배출하고, 간에서는 담즙을 통해 대변으로 배출합니다. 즉 신장과 간이 건강하면 독소를 해독해 배출하는 데 문제가 없지만, 환경적 요인으로 지나친 독소가 체내로 유입되거나 두 기관에 문제가 생기면 건강에 문제가 생깁니다. 이때는 피로가 쌓이고 무기력증, 두통, 불면 등이 나타날 수 있고, 이것이 장기화되면 난치병으로 발전할 수 있습니다. 따라서 피로가 과중되는 환경에 놓여 있거나 해독 기관에 이상이 있어 해독이 제대로 이루어지지 못한다면 반드시 외부의 도움을 통해서라도 독소를 제거할 필요가 있습니다.

내 몸 속에 독소가 얼마나 있는지 체크해보기

1. 항상 몸이 무겁고 쉽게 피곤하다. ☐
2. 어깨나 목 결림 증상이 오래 지속된다. ☐
3. 술자리가 잦은 편이다. ☐
4. 지방간 또는 간 수치가 높은 편이다. ☐
5. 콜레스테롤 수치가 높고 혈압 조절이 안 된다. ☐
6. 소변을 보면 색깔이 진하거나 시원하지 않고 거품이 많다. ☐
7. 평소에 육식을 즐기는 편이다. ☐
8. 속이 더부룩하고 가스가 자주 차며, 소화가 잘 안 된다. ☐
9. 먹는 양에 비해 복부 비만이 심하다. ☐
10. 설사나 변비로 고생 중이다. ☐

11. 고혈압이나 여드름 약을 장기간 복용 중이다. ☐

12. 두드러기나 알러지 반응이 잘 나타난다. ☐

13. 코, 잇몸, 항문 등에서 피가 날 때가 있다. ☐

14. 팔다리 등에서 쥐가 나거나 저림 증세가 나타난다. ☐

15. 최근 성욕이 감퇴됨을 느낀다. ☐

16. 입냄새가 난다. ☐

※ 5개 이상 해당되는 분은 정확한 진단이 요구됩니다. 조기에 진단 및 치료를 받으셔서 건강을 지키기 바랍니다.

소우주 한의원에서 진행되는 청혈해독요법의 개요

일명 간 해독 요법으로 알려진 청혈해독요법은 실제로 간을 해독하는 것이 아닌 간의 해독 기능을 높여 간 스스로 해독을 원활히 할 수 있도록 도와주는 치유법입니다. 간의 주요한 기능 중에 하나는 단백질과 지방을 소화하는 담즙의 생산입니다. 이렇게 간에서 생산된 담즙은 담관을 통해 위장으로 분비되는데, 이 담관에 노폐물이 쌓이면 담즙 분비가 줄어들어 소화력이 약해지고 콜레스테롤 수치가 높아집니다. 청혈해독요법은 노폐물로 좁아진 담관을 일시적으로 확장시켜 노폐물을 배출시키고 담즙의 분비를 원활하게 돕는 원리로 이루어집니다.

〈청혈해독요법 전후의 혈구 형태〉

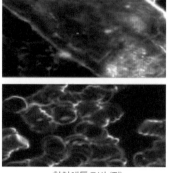

청혈해독요법 (전)   청혈해독요법 (후)

• 진행개요

① 간 해독 방법은 의외로 매우 간단합니다. 기간은 2일이 소요되며, 그중 두 끼(시작 날 저녁, 다음날 아침)만 단식을 하는 것입니다. 청혈해독요법은 소화가 충분히 이루어진 상태에서 해야 하므로 시작하기 4시간 전부터 금식하고, 총 해독 시간은 약 14시간 정도 소요됩니다.

② 먼저 1번 물약(알약 포함), 2번 물약(알약 포함), 3번 물약(알약 포함), 4번 물약(알약 포함), 혼합액 총 5가지 음용액과 오렌지 주스를 마련합니다.

③ 모두가 잘 갖추어졌는지 확인한 후 물약과 주스는 냉장 보관합니다.

④ 아래의 과정에 따라 냉장 보관한 음용액을 마십니다. 음용 후 등을 바닥에 대고 바로 누워 있어야 합니다.

⑤ 위의 과정을 거치고 나면 담관에 쌓인 노폐물들이 빠져 나옵니다. 노폐물은 해독 중에, 또는 해독 과정이 다 끝난 다음에도 나오며, 그 양도 개인차가 있습니다.

⑥ 노폐물은 검은색, 빨간색, 황갈색, 녹색 등의 다양한 빛깔입니다. 변기에 쏟아진 녹색 및 갈색 덩어리를 고무장갑을 끼고 만져 보면 쉽게 뭉그러지는데, 그것은 이 덩어리가 지방과 콜레스테롤로 이루어져 있기 때문입니다.

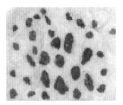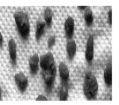

예) 담관에 있는 찌꺼기와 노폐물

• 소우주 한의원의 청혈 해독요법 시작하는 법

시 간	요 령
시작한 날 저녁 6:00	1번 물약 봉지를 컵에 따른 후 오렌지주스 한 수저를 섞어 알약과 함께 마시고 곧바로 눕습니다.
저녁 8:00	2번 물약 봉지를 컵에 따른 후 오렌지주스 한 수저를 섞어 알약과 함께 마시고 곧바로 눕습니다.
저녁 10:00	혼합액에 오렌지주스 3/4병을 섞어, 반은 마시고 나머지 반은 냉장 보관합니다.
다음날 아침 06:00	3번 물약 봉지를 컵에 따른 후 오렌지주스 한 수저를 섞어 알약과 함께 마시고 곧바로 눕습니다.
아침 08:00	4번 물약 봉지를 컵에 따른 후 오렌지주스 한 수저를 섞어 알약과 함께 마시고 곧바로 눕습니다.
5분 후 08:05	냉장 보관된 혼합액 나머지를 모두 마시고 눕습니다. (10:00 까지)

음용액을 마신 뒤 곧바로 눕지 않고 움직이면 노폐물이 배출되지 않을 수 있습니다. 따라서 음용액을 마신 다음에는 계속 등을 바닥에 대고 바른 자세로 누워 있어야 합니다. 해독을 시작한 날 저녁과 다음날 아침은 생식이나 죽을 먹습니다. 그리고 해독을 마친 날은 김치, 고기, 술 등 자극적인 음식을 삼가고 생식 위주의 식사를 권장합니다.

4) 혈액과 몸의 독소를 해독하는 네 가지 방법, 무엇이 있나요?

우리 몸의 독소는 그대로 놓아두면 차곡차곡 쌓여 질병의 원인이 됩니다. 하지만 다행히도 외부의 노력을 통해 독소를 배출하고 몸을 깨끗이 할 수 있는 방법이 있습니다. 바로 우리 몸의 중요 해독 장기인 간과 신장, 대장과 피부를 이용한 해독 방법입니다. 각각의 해독 방법을 상세히 살펴보도록 합시다.

간장을 통한 해독 방법

사람은 높은 곳에서 뛰어내리면 머리부터 떨어집니다. 이는 사람의 뇌가 몸 중에서 가장 무겁기 때문입니다. 이처럼 뇌는 무게가 많이 나가는 만큼 다양하고 중요한 역할을 담당하는 기관입니다.

그런데 인간의 내장 중에 뇌의 무게와 엇비슷한 장기가 있는데, 바로 간입니다. 간 역시 뇌와 마찬가지로 용적이 큰 만큼 체내에서 다양하고 중요한 일을 합니다. 또한 이렇게 하는 일이 많다 보니 간 기능이 저하되면 건강에 심각한 문제가 발생합니다.

간은 80%까지 망가져도 묵묵히 제 기능을 하며, 20%만으로도 다시 80%를 재생시킬 수 있는 강한 힘과 능력을 갖고 있습니다. 하지만 이유 없이 피곤하고, 자고 일어나서도 개운하지 않다면 간 기능이 떨어진 위험한 상황일 수 있습니다. 간이 병들면 일단 절로 눈물이 나오고, 눈이 흐리고, 눈이 부셔 햇볕을 쳐다보기가 힘듭니다.

또한 간은 손톱, 발톱과도 관계가 있습니다. 간이 건강하면 손톱에 윤기가 나고 매끄럽지만, 간이 병들면 손톱이 얇아지고, 표면이 울퉁불퉁하며, 검푸른 색을 띱니다.

먼저 간의 주요한 기능 중에 하나는 단백질과 지방을 소화하는 담즙 생산입니다. 간을 관통해 촘촘하게 박혀 있는 담관이 간에서 만들어진 담즙을 담낭으로 흘려보내고, 단백질이나 지방이 든 음식이 위장에 도착하면 담낭이 수축해 저장하고 있던 담즙을 위장으로 보내 소화를 돕습니다. 그런데 이때 담관이 노폐물로 좁아지거나 막히면 담즙 생산량이 줄어들어 소화가 안 되고 콜레스테롤 수치가 높아집니다. 이럴 때 '간 기능이 좋지 않다'고 말을 합니다. 또한 콜레스테롤도 문제지만, 소화력이 떨어져 음식물이 오래 몸속에 남아 있으면 부패하면서 독소를 방출해 몸 기능을 약하게 만듭니다.

청혈 해독 프로그램은 바로 이 좁아지거나 막힌 담관을 뚫어 담즙 생성을 돕는 것입니다. 이때 막힌 담관이 뚫리면 담즙이 쏟아지면서 담관 안에 기생하고 있던 각종 박테리아나 기생충, 노폐물도 씻겨 나오게 됩니다. 그래서 사람에 따라 차이가 있긴 하지만, 해독 중에 화장실 변기에 녹황색 및 흑갈색 덩어리가 적게는 수백 개에서 많게는 수천 개가 쏟아져 나오는 것을 눈으로 직접 확인할 수 있습니다.

변기에 쏟아져 나온 것은 대부분 지방과 콜레스테롤 덩어리로서, 만져보면 쉽게 뭉그러집니다. 이 덩어리들은 다양한 색깔을 띠고 있는데, 그중 녹색은 담즙의 영향으로 생긴 것입니다. 사람에 따라 녹색 덩어리뿐만 아니라 갈색의 왕겨 같은 부유물(콜레스테롤 결정체)이 쏟아져 나오기도 합니다.

신장을 통한 해독 방법

한약재를 이용해 신장, 방광, 요도의 결석, 노폐물 등을 제거하면 피로가 회복되고 성인병을 예방할 수 있을 뿐만 아니라 월요병도 깨끗하게 물리칠 수 있습니다. 이때 주로 사용하는 한약이 있습니다.

아침에 일어났을 때 손발과 얼굴이 붓고 허리가 뻐근하며, 아무리 많이 자고 쉬어도 몸이 천근만근이라면 신장 계통 기능이 떨어져 있음을 의심해야 합니다. 그러다가 소변을 봤는데 유난히 거품이 많고 가끔 피까지 섞여 나오면 가슴이 철렁합니다. 병원에서 검사를 받아보니 별 이상이 없다지만 찜찜하고 불안한 마음은 영 가시질 않습니다. 증상이 있는데 병은 없다니 답답한 노릇이죠. 신장은 인체의 하수구 기능을 하는 기관입니다. 그런데 이를 하수구라고 제대로 관리하지 않으면 몸 전체의 건강과 균형을 잃게 됩니다. 노폐물이 제때 배출되지 않아 신장 결석이 될 수 있고, 결석을 그대로 두면 수가 많아지거나 세균 및 기생충 서식처가 됩니다. 세균과 기생충은 신장 세포를 파괴하거나 조직 괴사를 일으켜 신장 기능을 완전히 망가뜨릴 수 있습니다. 나아가 신장에 쌓인 독성 물질들은 다른 장기에까지 영향을 미치고 면역 기능에도 문제를 일으켜 고혈압, 당뇨, 신경통, 관절염 같은 질환의 원인이 되기도 합니다.

이런 질환들을 예방하려면 방법은 간단합니다. 신장 결석을 없애고 독소가 쌓이지 않도록 신장 해독을 하는 것입니다. 방법은 한약을 복용하는 방식으로서, 신장, 방광 요로의 결석들이 서서히 녹아 소변과 함께 배출되므로 전혀 고통이 없습니다. 다만 결석이 다 빠져나간 뒤에도 계속 생기기 쉬우므로 식이요법으로 체질 개선을 하는 것이 중요합니다.

대장을 통한 해독 방법

위장과 긴 소장을 거쳐 영양소 대부분이 흡수된 음식물 찌꺼기는 대장으로 들어갑니다. 대장에는 약 700여 종의 세균이 살고 있는데, 이 세균들은 음식물 찌꺼기를 내보내기 전에 마지막으로 한 번 더 필요한 영양소를 거르고 독소를 몸에 필요한 물질로 바꿉니다. 결국 소화 흡수의 최종 단계는 소장이 아닌 대장이라고 할 수 있습니다. 사람의 몸에 전혀 쓸모없는 물질을 유용한 물질로 바꾸고, 이를 흡수하여 재활용하니 대장과 그 안의 세균은 참으로 고마운 존재일 것입니다.

이렇게 대장을 통해 마지막까지 걸러진 찌꺼기는 대변으로 배출됩니다. 그런데 대장 운동이 활발하지 못해 대장이 수분을 충분히 섭취하지 못하면 변이 장에 오래 머물면서 숙변이 생깁니다. 이 숙변은 부패해 독소를 만들고, 그 독소가 다른 장기를 상하게 만듭니다. 또한 기생충의 먹이가 되거나 다른 좋지 않은 세균과 결합해 번성할 수 있습니다.

장 속에 숙변이 많아 독소가 쌓이면 늘 피곤하고, 머리가 아프거나 소화가 안 되고, 신경질적이 되며, 생리 불순, 천식, 알레르기, 치질 등을 일으킬 수 있습니다. 또한 숙변이 유해 가스를 만들어 혈관을 압박하면 혈압이 상승하므로, 평소 혈압이 높다면 특히 숙변 제거에 신경 써야 합니다.

숙변을 없애려면 섬유질이 많은 음식을 먹고 물을 충분히 마시며, 장 마사지, 걷기나 달리기 등의 운동을 꾸준히 해야 합니다. 하지만 그런 습관을 갖지 못한 채 숙변이 꽉 찼다면 외부적인 요법으로라도 대장을 깨끗이 비워주어야 합니다. 대장을 청소하는 것은 마치 정화조를 청소하는 것과 같습니다. 대장을 청소하는 방법으로는 크게 두 가지가 있는데 '단식'과 '관장'

이 바로 그것입니다.

● 단식

단식은 말 그대로 인위적으로 음식을 끊는 것입니다. 입으로 들어오는 음식물과 그 음식물의 소화 과정에서도 독소가 만들어지므로, 음식을 먹지 않으면 외부 독소 유입을 막고 소화 기관도 충분히 쉴 수 있으며, 그로 인해 대사와 순환이 빠르게 이루어져 장속에 축적된 노폐물뿐 아니라 혈액이나 근육 등에 쌓여 있는 독성 물질들이 소변과 피부, 호흡기 등을 통해 몸 밖으로 배출됩니다.

이런 효과 때문에 단식을 하면 피와 머리가 맑아지고 피곤함이 덜하며 장기 기능이 훨씬 좋아집니다. 또한 면역력과 자연치유력이 강해져 단식 기간 동안에는 병에 잘 걸리지 않습니다. 동물들은 병에 걸리거나 상처가 생기면 먹이를 먹지 않습니다. 음식물을 먹지 않는 동안 면역력과 자연치유력이 높아진다는 것을 본능적으로 알고 있기 때문입니다. 사람의 지성을 동물의 본능에 견줄 수 없음을 새삼 깨닫습니다.

● 관장

관장은 용액을 직접 장으로 흘려 넣어 잘 빠지지 않는 찌꺼기를 강제로 빼내는 행위로, 단식에 앞서 혹은 단식 중에 반드시 해야 하는 과정입니다. 관장을 하지 않으면 단식 중에 대장 내에 남아 있는 변의 독소가 인체에 재흡수되어 신장이나 간에 치명적인 타격을 입힐 수 있습니다.

소우주 한의원에서 진행되는 커피관장 프로그램 (한약 사용)

●커피관장법은 의사인 막스 거슨 박사가 1차 세계대전 중에 독일 간호사들이 진통제가 부족한 상황에서 부상병의 직장에 커피를 주입해 환자의 고통을 덜어주고 담관을 열어 담즙 분출을 유도하는 것을 목격한 뒤에 개발한 것입니다. 거슨 박사는 인간이 걸리는 모든 성인병은 영양의 부족 또는 과잉 때문이라고 보았습니다. 이때 유기농으로 재배한 녹즙을 마시면 영양 부족을 극복할 수 있으나, 녹즙으로 인해 조직 속의 독이 혈액으로 스며들고, 따라서 이 독을 빼주어야 간의 부담을 막을 수 있다는 것을 깨달았습니다. 그 결과 그는 담관을 팽창시키고 간에 쌓인 독을 배설하는 카페인을 이용한 커피관장을 10여 년간 연구해 큰 성공을 거두었고, 현재도 많은 의사들이 암 환자들에게 거슨 요법을 시술하고 있습니다. 실로 현재 멕시코에 있는 거슨 병원에서는 매년 수만 명의 환자들이 커피관장을 처방 받고 있으며, 우리나라에서도 많이 시행되고 있습니다.

●건강한 사람은 자연치유 능력이 있어서 세균이 침입하면 방어하고, 염증이 생기면 스스로 치유하고, 부러진 뼈와 상처를 고칠 뿐만 아니라 몸속의 독소도 배설합니다. 하지만 이러한 자연치유력이 손상을 입으면 작고 큰 질병에 걸리게 됩니다.

그러나 비단 환자들뿐만 아니라 현대인들은 누구나 공해와 환경오염, 인스턴트식품의 범람 등으로 몸속에 독소가 쌓여 있고, 그 많은 독소를 스스로 해결하기에는 무리가 따릅니다. 따라서 자연치유력을 높이려면 간과 담관에 쌓인 독소를 없애는 게 시급합니다. 이때 사용할 수 있는 방법이 관장인데, 관장에는 다양한 용액을 사용하지만 그중에 커피관장은 독을 없애는 데 탁월한 효과가 있습니다. 커피관장을 하는 주요 목적은 몸속의 독소 제거와 통증 완화입니다. 카페인은 입으로 마실 때와 직장을 통해 몸속으로 들어갈 때 서로 다른 효과가 있습니다. 직장 점막을 통해 흡수된 카페인은 곧 간으로 들어가 담관을 팽창시켜 쌓여 있던 노폐물과 독소를 배설하도록 자극합니다.

●만성병을 앓고 있는 사람들은 대부분 담낭의 활동이 위축되어 있습니다. 이때 커피 관장을 통해 담즙 분비를 촉진하면 인체에 쌓인 독성 물질이 배출되면서 간 기능이 활성화됩니다. 커피관장을 하면 심한 통증, 메스꺼움, 긴장감, 우울증 등의 증세가 줄고, 인체의 노화를 촉진시키는 주범인 활성산소가 배출됩니다.

특히 진행성 암을 가진 환자들은 암 덩어리 때문에 독에 심하게 취해 있습니다. 환자는 암으로 인해 죽는 게 아니라 몸 안에 축적된 독 때문에 죽는 것입니다. 그러므로 몸속 유독물질을 낮춰 주기 위해 커피 관장은 암 환자에게 반드시 필요합니다.

●커피 관장을 할 때 사용하는 커피는 품질 좋은 제품이어야 합니다. 식품 오염이 심각하다 보니 믿고 먹을 수 있는 음식을 까다롭게 고를 수밖에 없습니다. 특히 관장에 사용되는 커피는 장 점막을 통해 혈관으로 바로 흡수되므로 빠른 시간 내에 효과가 나타납니다. 만약 살충제나 제초제, 살진균제 등으로 오염되어 있는 커피를 관장 용액으로 사용하면 유독 물질들이 빠르게 혈관으로 녹아들어 오히려 역효과가 생길 수 있습니다.

• 커피 관장을 하는 방법

준비물 : 사기그릇이나 유리그릇, 생수 약 1000㎖, 커피, 어린이 수저,
　　　　관장기, 스푼

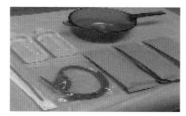 ① 생수 약 1000㎖에 커피 3스푼을 넣습니다. 끓기 시작하면 5분 동안 센 불로 더 끓이고, 이후 10분 동안 약한 불로 끓여서 우려냅니다.

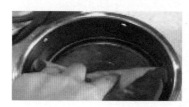 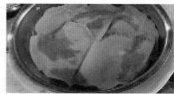

② 우려낸 커피 물을 여과지(거름종이)로 걸러 지방 성분을 제거합니다.

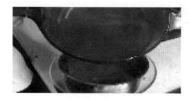 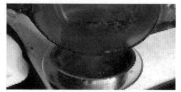

③ 커피물의 온도를 약 32℃ 내외로, 체온보다 낮게(미지근한 정도) 식힙니다.

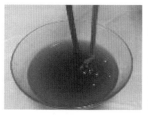 ④ 관장기의 한쪽 끝은 커피 물에 넣은 뒤 펌프질을 하여 관장기 안의 공기를 빼냅니다. 오른쪽 옆구리가 바닥에 닿도록 옆으로 누운 후 관장기의 다른 쪽 끝을 항문에 삽입하는데, 이때 항문이나 직장이 상하지 않도록 올

리브기름을 바른 다음 5~8cm 정도 삽입합니다. 치질이 있거나 중환자인 경우는 피마자기름을 사용하면 점성이 높아서 편합니다.

⑤ 관장기를 삽입한 후 펌프질을 하여 커피 물을 주입하는데, 속도가 빠르면 용변 참기가 어려우므로 천천히 펌프하여 서서히 커피 물을 주입합니다. 주입하는 도중 배가 불편하면 왼쪽 아랫배를 위쪽 방향으로 쓰다듬어주고, 불편감이 사라지면 다시 주입합니다.

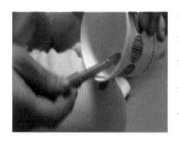

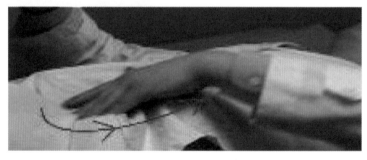

⑥ 주입이 끝나면 똑바로 누워 배를 살살 문지르며 약 15분간 마사지를 한 뒤 용변을 봅니다. 처음부터 15분을 참기 힘들다면 가능한 오래 버티고, 이후 조금씩 시간을 늘려 갑니다.

⑦ 관장이 모두 끝나면 관장기구를 깨끗하게 씻어 청결을 유지합니다.

※ 발효커피액은 달이는 과정없이 바로 사용

■ 주의사항

① 커피를 끓일 때 유해성분이 들어가지 않도록 사기나 유리그릇에 끓입니다.

② 카페인에 민감한 분들은 오전 중에 실시하고, 저녁 6시 이후에는 가급적 연한 농도로만 하는 것이 좋습니다.

③ 커피 물 온도가 너무 높으면 장이 늘어날 수 있고 차가우면 복부 통증을 유발하므로, 체온보다 낮은 온도(미지근하게)로 식힌 후에 주입합니다.

④ 커피 성분이 체내로 흡수돼도 특별히 해로운 것은 없으나, 장 수분이 부족한 사람의 경우 주입 후 20분을 넘으면 장이 커피 물을 흡수하여 쾌변이 힘들어지므로 20분을 넘기지 않도록 합니다.

피부를 통한 해독 방법

사람은 폐뿐만 아니라 피부로도 숨을 쉽니다. 피부는 몸을 감싸고 보호해 줄 뿐 만 아니라 체온을 조절하고 호흡 작용을 통해 땀과 독소 등의 노폐물을 외부로 배출합니다. 손에 1회용 비닐장갑을 낀 채 10분만 있으면 장갑 안쪽으로 습기가 차는 것도, 피부가 호흡을 하면서 수분과 이산화탄소 등을 배출하기 때문입니다.

또한 피부는 호흡뿐만 아니라 흡수와 배설도 합니다. 피부에 파스를 붙이면 근육통이 완화되는데, 이것은 약효가 피부를 통해 흡수되기 때문입니다. 또한 애주가라면 과음한 다음날에는 땀에서도 술 냄새가 하는 것을 경험해 보았을 것입니다.

이밖에도 피부는 감각을 느끼는 통로일 뿐 아니라, 내장과 근육, 혈관 등을 보호하는 보호막이기도 합니다.

이러한 피부의 호흡 작용을 이용해서도 해독을 하는 방법이 있습니다. 환자의 상태에 맞게 처방한 한약재를 배합해 파스 형태로 만들어 피부에 붙이면 피부를 통해 직접 독소가 배출됩니다. 이 해독 방법은 면적 넓은 피부에 약효가 직접적으로 작용하기 때문에, 입을 통해 한약을 먹고 대사되기까지

기다릴 필요가 없습니다.

특히 중증 대사 장애로 독소 배출이 거의 안 되거나 통증이 심한 환자에게 사용하면 빠른 시간 안에 피를 맑게 정화하고 통증을 완화시켜주므로 응급 환자에게 사용할 수 있습니다. 또 소화기 장애, 신체 허약이나 노쇠로 인해 약을 먹기 어려운 경우에도 즉시 사용할 수 있습니다.

04 :::

약 없이 스스로 낫는 양생법

1) 자연요법으로 면역력은 재생된다

"사람은 먹는 대로 된다"는 옛말이 있습니다. 패스트푸드 좋아하는 사람은 성격이 급하고, 육류 좋아하는 사람은 감정 조절이 서툴고, 인스턴트 좋아하는 사람은 진중함이 없고…….

이런 실험 결과는 옛말을 그대로 증명하는 것처럼 보입니다. 이 맥락에서 보면, 현대인들의 성격이 조급하고, 즉흥적이고, 과격한 이유는 패스트푸드와 인스턴트를 많이 먹었기 때문이 아닐까 싶습니다.

무엇을 먹어야 할까?

농사를 주업으로 삼던 시대에는 제철 음식들을 조금씩 아껴 먹으며 한 해를 났습니다. 고기 먹는 일은 큰 행사나 관혼상제 의식이 있을 때, 특별한 몇몇 날을 제외하고는 드물었습니다.

농약이나 화학비료가 없을 때니 그저 산과 밭에서 나는 채소와 과일을 옷에 쓱쓱 문질러 닦은 뒤 껍질째 먹었습니다. 제철 아닌 음식을 찾거나 입에 단 걸 가려 먹을 욕심 따위도 부릴 수 없었습니다. 하지만 지금은 어떻습니까. 비닐을 투과한 햇살 아래 눈처럼 소복하게 농약을 뒤집어쓰고 채소와 과일들이 자랍니다. 사시사철 못 구하는 과일이 없고, 채소보다 고기가 밥상에 오르는 일이 더 많아졌습니다. 어디서 나서 어떤 과정을 거쳤는지 근본도 모를 음식들이 식탁에 풍성합니다. 그 결과 집집마다 암 환자 없는 집이 없고, 아토피로 온몸에 피딱지가 앉은 아이들이 부지기수입니다. 입을 통해 몸속으로 들어간 음식들이 피가 되고 살이 되는 것이 아니라 독이 되고 있는 것이 현실인 것입니다. 그렇다면 이제 밥상을 어떻게 바꿔야 질병을 피하고 건강한 몸을 유지할 수 있을까요?

■ 밥

한국 사람은 밥심으로 하루를 삽니다. 빵이다 양식이다 해도 결국 고슬고슬하게 지은 밥에 따끈한 찌개나 국을 곁들여야 하루가 든든합니다. 하지만 현대인의 밥상에 오르는 흰 쌀밥에는 문제가 있습니다. 도정 과정에서 씨눈이 떨어져 영양이 많이 감소한 데다 껍질이 없으니 배가 빨리 꺼져 과식하게 됩니다. 섬유소가 없으니 배변에도 좋을 리 없고, 먹으면 곧바로 혈당이 올라갑니다. 그렇다면 어떤 쌀로 밥을 지어야 할까요?

영양이 많고 건강에 가장 이로운 쌀은 현미입니다. 현미에는 생명력의 상징이자 영양의 보고인 씨눈이 붙어 있고 섬유소가 풍부하여 영양과 배설에 모두 이롭습니다.

■ 물

밥만큼 중요하거나 때로는 그보다 중요한 게 물입니다. 인간은 안 먹고는 5주 이상 살 수 있지만 물 없이는 일주일을 버티지 못합니다. 또한 음식물은 소화, 분해되어 에너지로 쓰이고 배설되기까지 24시간이 걸리는 반면, 물은 단 30분이면 온몸 구석구석에 영향을 미칩니다. 즉 잘못된 음식을 먹었을 때는 24시간 안에 손을 쓰면 큰 탈이 없지만, 좋지 않은 물을 마시면 30분 안에 조치를 취해야 한다는 뜻입니다.

만일 정수기를 이용한다면 어떤 정수기건 어차피 물을 탱크에 받아두었다가 먹는 것이므로 위생관리에 신경 써야 합니다. 위생에 철저할 자신이 없다면 차라리 수돗물을 끓여 냉장고에 넣어두고 마시는 것이 낫습니다. 물을 끓일 때 은행, 대추 등을 넣거나 보리차, 옥수수차로 만들어도 좋습니다.

집에서 수돗물을 받아 생수로 만들어 먹어도 좋습니다. 이는 정수기가 대중화되지 않고 수도관 시설 노화로 급수 상황이 좋지 않을 때 대부분의 가정에서 사용하던 방법으로서, 항아리에 수돗물을 받은 뒤 뚜껑을 열고 하룻밤을 묵히는 것입니다. 그러면 불순물은 가라앉고 염소는 휘발되어 생수가 됩니다.

■ 발효음식

예부터 김치와 된장을 먹어온 우리 조상들의 지혜가 새삼 대단하게 느껴집니다. 발효음식의 효능이 과학적으로 검증되고, 발효음식이 장수와 건강의 보증수표처럼 인식된 상황에서 더는 발효식품이 건강식품이라는 데에 의심의 여지가 없을 것입니다.

옹기가 발효식품을 더 건강하게 만든다

우리의 발효음식은 옹기와 떼놓고 생각할 수 없습니다. 요즘이야 김치든 된장이든 사다 먹으니 굳이 오래 보관할 옹기가 필요하지 않습니다. 기껏 신경 써서 김치를 담가 먹는 사람들도 옹기 대신 김치냉장고 안에서 숙성시키고 보관합니다. 그러나 불과 20~30년 전만 해도 옹기는 살림에 없어서는 안 될 생활용품이었습니다. 볕 잘 드는 장독대에 옹기종기 늘어선 옹기 안에서 김치, 간장, 된장, 고추장, 술과 같은 발효식품들이 익어가면서 가족들의 건강을 지켜주는 양념이 되었습니다.

옹기는 찰흙을 빚어 1,000도가 넘는 고온에서 구워 표면에 스펀지처럼 미세한 구멍이 있습니다. 발효식품을 옹기 안에서 숙성시켜야 하는 이유가 여기에 있습니다. 발효 과정에서 발생하는 가스가 외부로 자연스럽게 배출되는 한편 공기 중 미생물은 안으로 들어갈 수 없는 구조인 것입니다.

과학의 발달로 옛 방식을 그대로 모사한 가전제품이 나왔다지만, 역시 옹기 안에서 익어가는 발효식품의 맛에 비할까 싶습니다.

발효식품은 모든 인류의 건강식품이었다

그렇다면 우리나라 사람들만 발효 식품을 먹는 것일까요? 그렇지 않습니다. 인류는 오래 전부터 음식을 오래 보관하거나 맛있게 먹기 위해 발효를 이용해왔습니다.

일본에서는 오래 전부터 우리나라의 생청국장과 비슷한 낫토를 먹었고, 이탈리아에서는 우리나라의 멸치젓과 비슷한 안초비를 소스로 사용했습니다. 유럽 사람들이 즐겨 먹는 발사믹 식초, 불가리아에서 시작된 요구르트, 중국의 두시, 인도의 대중적인 빵 난, 독일의 사우이크라우드, 프랑스의 크로아상 등도 발효식품입니다. 이렇듯 인류의 음식문화를 살펴보면 오래 전부터 발효 방법을 이용해 갖가지 음식을 만들어왔음을 알 수 있습니다.

발효식품의 미생물이 몸에 이로운 효과를 가져온다

음식을 발효시키면 발효 과정에서 발생하는 여러 가지 미생물이 몸에 이로운 작용을 합니다. 먼저 신진대사를 활발하게 하여 혈전을 없애 동맥경화를 예방하고, 장 내 산도를 낮춰 유해균을 없애는 정장작용도 합니다. 이외에도 면역 증강 효과와 혈압 강하 효과, 발암물질 억제 효과 등도 있다고 하니, 한국인 사망 원인 1위가 암인 시대에 조만간 발효식품에서 항암제를 발견해내는 쾌거를 기대해도 큰 무리가 아닐 것 같습니다.

■ 채소와 과일

우리나라는 사계절이 뚜렷해 다양한 채소와 과일이 자연의 기운을 한껏 받으며 자랄 수 있습니다. 열대 과일의 경우는 당도가 높아 맛은 있지만 몸을 차게 해서 우리나라 사람 체질에는 맞지 않습니다. 즉 열대 과일은 당연히 열대 사람들에게 잘 맞는 과일입니다. '신토불이'라는 말처럼, 자신이 태어나고 자란 땅에서 나온 먹거리가 그 나라 사람들 몸에 가장 잘 맞습니다. 더불어 우리 또한 제철에 난 채소와 과일로 몸을 돌볼 필요가 있습니다. 나아가 제철 과일과 채소는 면역력이 강해 농약을 적게 사용하고 각종 영양소도 풍부합니다. 우리나라의 제철 채소와 과일은 다음과 같습니다.

1월	2월	3월	4월	5월	6월	7월	8월	9월	10월	11월	12월
연근	연근										
			쑥갓	쑥갓							
						양상추	양상추	양상추	양상추		
우엉	우엉	우엉									
			양배추	양배추	양배추						
					양파	양파	양파				
										연근	연근
			죽순	죽순							
	참취	참취	참취								
				오이	오이	오이	오이	오이			
브로콜리	브로콜리	브로콜리									
				콩	콩	콩	콩				
							토란줄기	토란줄기	토란줄기		
		파	파	파					파	파	파
					가지	가지	가지				
			고사리	고사리							
	냉이	냉이									
					깻잎	깻잎	깻잎	깻잎			
		더덕	더덕	더덕							
	달래	달래									
				피망	피망	피망	피망				
								늙은호박	늙은호박	늙은호박	늙은호박
				호박	호박	호박					
							고추	고추	고추		
	두릅	두릅	두릅								
							고구마	고구마	고구마	고구마	
		풋마늘	풋마늘								

1월	2월	3월	4월	5월	6월	7월	8월	9월	10월	11월	12월
								당근			
	미나리										
										무	
		부추									
								송이버섯			
										배추	
							도라지				
		쑥									
					표고버섯						
										시금치	
						감자					

＊ 월별 제철 과일 식단 따라하기

1월	2월	3월	4월	5월	6월	7월	8월	9월	10월	11월	12월
밀감				밀감						밀감	
						메론		파인애플			
			딸기						밤		
								감			
	레몬					참외			키위		
									배		
					수박						
									사과		
					자두						
									바나나		
						복숭아					
									단감		
							포도			유자	

채소와 과일은 비타민의 보고이며, 토마토, 피망, 마늘, 검정콩, 고구마 등 색깔이 곱고 진한 과일과 야채에는 노화방지와 질병 예방에 도움이 되는 파이토케미컬이란 기능성 물질이 듬뿍 들어 있습니다. 이처럼 색이 진한 과일과 야채를 컬러푸드라고 하며, 각각 옐로푸드, 화이트푸드, 그린푸드, 레드푸드, 퍼플푸드, 블랙푸드로 나뉩니다.

옐로푸드 : 감, 귤, 호박, 당근, 옥수수, 파인애플, 고구마

옐로푸드에는 노란 색소인 베타카로틴이 많은데, 베타카로틴은 몸속에서 비타민 A로 변해 부족한 비타민을 보충해주며 면역력을 강화해줍니다. 암 예방, 노화 방지, 소화 기능 강화, 피로 회복에도 도움을 줍니다.

화이트푸드 : 마늘, 양파, 감자, 무, 양배추, 도라지, 콩나물

화이트푸드에는 흰색 색소인 플라보노이드와 안토크산틴 성분이 풍부합니다. 이 성분들은 유해물질을 배출하고 각종 외부 바이러스에 대한 저항력을 길러주어 폐와 기관지를 튼튼하게 해줍니다. 그러므로 감기에 걸리기 쉬운 환절기에는 흰색 식품을 많이 먹는 것이 좋습니다.

그린푸드 : 시금치, 녹차, 브로콜리, 솔잎, 키위, 샐러리, 피망

잎을 먹는 채소 대부분이 초록색인데, 이 그린푸드는 현대인들에게 매우 이로운 식품입니다. 초록색 식품에 함유된 비타민과 미네랄이 공해 물질을 해독하고 간의 피로를 풀어주기 때문입니다. 또한 식이섬유가 많아 혈중 콜레스테롤 수치를 낮춰주며 칼슘이 풍부해 골다공증 예방에도 효과를 볼 수 있습니다.

레드푸드 : 토마토, 복분자, 석류, 고추, 사과, 딸기, 파프리카, 대추

레드푸드에는 라이코펜이 풍부한데, 라이코펜은 혈관의 탄력을 유지하고 신진대사를 원활하게 함으로써 혈액순환을 도와 심장병과 동맥경화를 예방하고 노화를 방지하는 효과가 있습니다. 라이코펜 성분이 함유된 식품은 기름과 함께 조리하면 흡수율이 좋아지므로 그냥 먹는 대신 샐러드 재료로 활용해 드레싱과 함께 먹는 것이 좋습니다.

퍼플푸드 : 포도, 가지, 자두, 강낭콩, 블루베리, 비트, 팥, 레드치커리

퍼플푸드에는 안토시아닌이 많이 들어 있습니다. 안토시아닌은 혈액 내 혈전이 생기는 것을 예방하고 시력을 보호하며 유해산소를 제거하는 효과가 있습니다. 또한 노화 방지와 항암 효과도 탁월합니다. 특히 짙은 보라색을 띠는 포도껍질에 함유된 플라보노이드는 지나친 육류 섭취로 인해 혈관에 지방이 축적되는 것을 방지하며, 꾸준히 섭취하면 심장병도 예방할 수 있습니다.

블랙푸드 : 우엉, 연근, 검은콩, 오징어먹물, 검은 쌀, 미역, 다시마, 검은깨

검은색 식품에 함유된 안토시아닌은 노화를 방지하는 데 탁월한 효과가 있습니다. 특히 항산화 작용으로 우리 몸에 면역력을 강화시켜 각종 질병을 예방하는 데도 큰 도움을 줍니다.

검은콩의 경우 콜라겐을 활성화시키는 성분이 들어 있어 피부에 탄력을 주고, 검은깨 단백질은 탈모 방지에 효과적입니다. 검은 쌀은 간세포를 활성화시키는 셀레늄이 풍부하여 간과 관련된 질병이 있는 사람에게 좋은 것으로 알려져 있습니다.

그간 아무 생각 없이 먹어왔던 식품들이지만, 효능을 알고 보니 하나하나가 모두 건강을 지키는 파수꾼임을 알 수 있습니다. 자연이 베푸는 채소와 과일로 소박한 밥상을 차릴 때 한층 건강한 생활을 유지할 수 있음을 명심하십시오.

■ 미네랄

미네랄은 광물질로, 흔히 무기질이라고도 하며 단백질, 지방, 탄수화물, 비타민과 함께 5대 영양소 중의 하나입니다. 우리 몸은 총 82종의 미네랄을 필요로 하는데, 그중 대표적인 것이 칼슘, 인, 황, 칼륨, 나트륨, 염소, 마그네슘, 철, 아연, 구리, 아연, 크롬, 코발트, 망간, 셀렌 등입니다. 미네랄은 많은 양이 필요하진 않지만 인체 내에서 부족하면 건강에 적신호가 커지게 됩니다.

세포와 단백질의 주요 구성 성분이자 생체 활동 관여

미네랄과 인간의 생로병사는 밀접한 관계를 맺고 있습니다. 미네랄은 세포와 단백질, 체액 효소, 근육, 뼈 등을 구성하는 데 반드시 필요한 물질이며, 인체 내 생화학 과정에서 필요한 1천 여 종의 효소를 구성하는 주요 성분이자 활력소입니다. 따라서 몸 안에서 미네랄이 균형을 이루어야 면역력이 강화되고 건강한 삶을 유지할 수 있습니다.

그렇다면 질병과 미네랄의 관계를 구체적으로 살펴보겠습니다. 일단 아연은 부족할 경우 면역력의 약화를 불러오므로 건강과 직결된 미네랄이라고 할 수 있습니다. 아연이 부족하면 머리카락과 손톱이 부서지고 피부에 여드름이나 마른버짐이 생기며 감기 저항력이 떨어집니다. 특히 임산부, 노인, 운동선수, 당뇨병 환자, 알레르기 환자, 만성 환자의 경우 아연 부족이 심각한 문제가 될 수 있습니다.

또한 마그네슘은 혈관과 근육의 수축, 이완과 관련이 있습니다. 마그네슘이 부족하면 뇌로 가는 혈관과 근육이 수축되어 피와 산소의 공급이 원활하지 않아 편두통이 생깁니다.

철분이 과도해도 편두통이 생길 수 있습니다. 간혹 적포도주를 마신 뒤 두통을 느끼는 사람이 있는데, 이것은 적포도주 자체에 철분이 많이 든 데다 알코올이 철분의 흡수를 도와서 나타나는 현상입니다.

노화를 억제하는 항산화 효소의 구성 성분

그렇다면 인류의 가장 큰 관심사인 노화와 미네랄은 어떤 관계가 있을까요? 노화의 원인이 되는 활성산소의 생성을 억제하고 생성된 활성산소로부터 세포를 지켜주는 영양소를 항산화 영양소라고 합니다. 이 항산화 영양소에는 비타민 C, 비타민 E, 셀레늄 등이 있는데, 미네랄인 망간, 아연, 구리 등도 항산화 효소의 주요 구성 성분으로 이 미네랄들이 부족하면 쉽게 노화가 일어나게 됩니다.

면역력에 관여

또한 미네랄은 면역계 기능과 관계가 밀접해서 체내에서 미네랄들이 균형을 이뤄야 면역력이 강해집니다. 일본의 한 연구소에서 109명의 당뇨환자와 33명의 건강한 사람을 대상으로 혈액과 소변검사를 실시한 결과, 당뇨병 환자는 정상인보다 마그네슘 함량이 턱없이 부족했다는 결과가 있습니다. 이외에도 여타의 미네랄 부족은 우리 면역 체계를 뒤흔들어 질병에 취

약한 상태로 만드는 만큼, 평소에 충분한 미네랄을 음식과 보조식품 등을 통해 섭취해야 합니다.

체내의 중금속 배출

한때 미네랄과 중금속을 구분하지 못해 혼란에 빠진 적이 있었습니다. 예를 들어 철은 미네랄 목록에도 들어 있고 중금속 목록에도 들어 있기 때문입니다. 하지만 이제는 칼슘, 마그네슘, 칼륨, 나트륨, 인, 철, 아연, 셀레늄, 크롬, 망간 등은 생리적으로 반드시 필요한 미네랄이며, 반면 알루미늄, 비소, 카드뮴, 안티몬, 바륨, 수은, 납, 비스무스 등은 몸에 축적되면 건강에 문제를 일으키는 중금속이라는 사실을 구분하게 되었습니다.

나아가 이 둘은 서로 적대 관계에 있습니다. 미네랄은 중금속이 몸에 축적되는 것을 막는 작용을 하고, 중금속은 미네랄의 흡수를 방해하는 작용을 하는 것입니다. 예를 들어 등 푸른 생선에 수은 함량이 많다며 꺼리는 사람들이 있는데, 그 정도의 수은은 아연만 충분히 섭취하면 중화가 되므로 문제되지 않습니다. 결국 미네랄을 균형 있게 섭취하면 중금속 오염도 걱정이 없다는 말입니다.

2) 입는 의복으로 면역력은 복원될 수 있다

건강을 위해 자연요법을 실천하는 것은 비단 음식물에만 해당하지 않습니다. 여러분이 지금 걸치고 있는 옷가지를 살펴봅시다. 과연 얼마나 건강하고 유독하지 않은 옷들을 입고 있습니까?

또한 여러분이 사는 곳은 어떻습니까? 행여 자연의 아름다움은 느낄 새 없이 유독물질 가득한 마감재로 공사한 곳에 거처하고 있지는 않습니까?

현대의 의복은 유독물질로 오염되어 있다

예전 우리 조상들은 목화와 누에, 식물의 껍질과 섬유소에서 생산된 소재로 옷을 만들어 입었습니다. 그조차 흔치 않아서, 한 해 옷 한 벌 만들어 입기가 쉽지 않았기에 떨어진 곳을 여러 번 기워 입으며 추위와 더위를 피하는 게 일반적이었습니다.

그러나 화학섬유가 발명되고 공장에서 대량으로 옷을 찍어내면서 문제가 생기기 시작했습니다. 석유와 석탄에서 추출한 원료는 물론 플라스틱 페트병까지 섬유의 원료가 되고 있습니다. 그것으로 옷을 만들어 살갗에 부비고 있으니 아토피가 생기고 알레르기가 생기는 것입니다.

피부는 단순히 육체를 감싸고 있는 껍질이 아닙니다. 피부도 우리 입과 코와 마찬가지로 숨을 쉰다는 사실을 알고 계십니까?

앞서도 한 번 설명했지만 손에 1회용 비닐장갑을 긴 채 10분만 있으면 장갑 안쪽으로 습기가 차게 되는데, 이것은 피부가 호흡을 하면서 수분과 이산화탄소 등을 배출하기 때문입니다. 뿐만 아니라 피부는 흡수와 배설 역할도 담당함으로써 체내의 노폐물을 배출하고 외부의 물질을 흡수하기도 합니다. 이때 유독성 강한 의복을 입게 되면 피부 호흡이 방해 받거나 유독물질이 체내로 흡수되어 체내에 독소가 쌓이게 됩니다.

무엇을 입어야 할까?

이처럼 피부는 다양한 작용을 하는 만큼, 피부에 해로운 접촉은 내장기관까지 영향을 미칩니다. 따라서 옷을 하나 골라도 신중할 필요가 있습니다. 꽉 조이는 옷, 화학 염료로 착색되거나 화학 소재로 살갗에 직접 닿는 옷, 외부와의 공기 접촉이 완전히 차단된 옷 등이 건강에 좋을 리 없겠지요. 반면 좋은 옷가지에는 네 가지 조건이 있습니다.

첫째, 입다가 낡아 땅에 묻었을 때 쉽게 썩어야 합니다. 둘째, 속에 한두 개의 옷을 껴입어도 불편함이 없을 정도로 넉넉해야 합니다. 셋째, 움직임이 자유롭고 거추장스럽지 않아야 합니다. 넷째, 남 보기에 거슬리지 않아야 합니다. 그런 옷이야말로 본연의 제 기능을 다하는 '옷' 이라고 할 수 있는 만큼 옷 하나를 고를 때도 신경 쓰면 건강한 몸을 유지할 수 있습니다.

조기용 박사의 암과 난치병 특강- ⑩

옷, 소재는 물론 입는 방법도 중요하다

• 옷은 어떻게 입어야 할까?

피부 문제가 가장 심각하게 부각되는 것은 초봄과 늦가을, 즉 환절기 때입니다. 환절기 때는 피부가 심하게 건조해지면서 가렵고 따끔거리기까지 합니다. 더군다나 꽉 끼는 옷을 입으면 혈액순환에 문제가 생기면서 그 증세가 더 심각해질 수밖에 없습니다. 건조성, 아토피성 피부염을 앓는 분들의 대부분이 옷 입는 방법에 문제가 있습니다.

꽉 죄는 옷은 생식에도 문제를 가져옵니다. 남자의 경우 하체 체온이 높아져 정자 생산이 원활하지 않고, 여자의 경우 바람이 잘 통하지 않아 질염 같은 염증이 생기기 십상입니다. 미니스커트와 배꼽티도 배가 그대로 노출되면서 복통이 생기고 설사와 소화 불량을 유발하며, 당연히 생리 기능에도 적신호를 가져옵니다. 여자는 아랫도리를 따뜻하게 해야 한다는 옛 어른들의 말씀을 새겨들을 필요가 있습니다.

• 허리띠는 손가락 두 개가 들어갈 정도로 넉넉하게 맨다

허리를 꽉 졸라매면 다리에서 복부를 지나 심장으로 가는 대정맥이 압박을 받게 됩니다. 정맥 내부에는 판막(Valve)이 있어서 혈액 흐름을 항상 심장쪽으로 일정하게 유지하도록 해주는데, 하지정맥 내의 압력이 높아지면 정맥 벽이 약해지면서 판막이 손상되고 심장으로 가는 혈액이 역류하여 늘어난 정맥이 피부 밖으로 보이게 됩니다. 이것이 하지정맥류입니다. 하지정맥류를 예방하려면 꽉 죄는 옷을 피하고 비만, 변비 등으로 복부 압력이 높아질 만한 행동을 피해야 합니다.

또한 잘 때는 베개를 다리 밑에 두어 심장보다 높게 해줌으로써 정맥혈이 심장으로 돌아가도록 하고, 스트레칭과 종아리 근육 단련 운동으로 혈액순환을 원활하게 하는 것이 좋습니다.

• 넥타이를 꽉 매면 뇌졸중의 원인이 된다

남자들이 유일하게 거울 앞에서 치장하는 게 넥타이입니다. 하지만 이것이 뇌졸중의 원인이 된다는 것을 아는 사람은 많지 않습니다. 꽉 죈 넥타이가 목에서 뇌로 올라가는 경부정맥을 압박해 안압이 높아지면 녹내장이 발생할 수 있고, 뇌혈류에 문제가 생겨 뇌졸중의 위험에 노출되게 됩니다. 특히 목이 굵거나 비만인 사람, 혈압 높은 사람은 더 신경 써야 합니다. 녹내장은 방치하면 시력을 잃을 수도 있고, 뇌졸중은 마비와 자칫하면 사망에 이를 수도 있는 중대한 질병입니다. 그러므로 넥타이 역시 손가락 한 개가 들어갈 정도로 넉넉하게 매는 것이 좋습니다.

• 양말, 신발, 모자도 건강을 해치는 숨은 복병이다

당뇨 환자의 경우 말초혈관의 혈행이 좋지 않아 결국 손가락이나 발가락이 괴사하여 절단하는 경우가 있습니다. 비단 당뇨 환자뿐만 아니라 일반인들도 양말이나 신발을 선택할 때 너무 꽉 끼는 것은 피해야 하며, 본인의 실제 사이즈보다 5mm 정도 넉넉한 것을 선택하는 것이 좋습니다.

근래 딱 붙는 비니모자가 유행하는데 이 모자는 머리에 너무 붙어서 두피를 압박하기 때문에 탈모의 원인이 될 수 있으며, 두피의 혈행을 해쳐 뇌혈관 질환에 영향을 미칠 수 있습니다. 또한 두개골의 움직임을 방해할 수 있습니다. 그러므로 모자를 선택할 때는 통풍이 잘되고 꽉 밀착되지 않는 것이 좋으며, 가능하면 쓰지 않는 편이 더 좋습니다. 노인이나 아동의 경우 귀까지 덮는 모자를 쓰고 있다가 뒤에서 나는 소리를 제대로 못 듣고 사고를 당하는 경우도 종종 있습니다.

어디에서 어떻게 살아야 할까?

먹고 입는 게 제대로 갖춰졌다 해도 잠자는 곳이 건강하지 않다면 무용지물입니다. 인간의 평균 수면 시간을 8시간으로 볼 때, 인생의 30% 이상은 집 안에서 숨쉬고, 먹고, 생활하기 때문입니다.

1990년대에 생겨난 새집증후군이라는 신조어를 봅시다. 이 시기는 우리나라에 아파트가 대량 공급된 시기와 맞물립니다. 새로 지은 아파트에 입주

한 사람들 중에 아토피성 피부염, 안구 건조증, 두통, 수면 장애 등을 호소하는 사람들이 대폭 늘어난 것입니다.

실내 오염물질로 인한 건강 악화

새집증후군의 첫 번째 원인은 건축 자재에서 배출되는 오염물질을 손꼽을 수 있는데, 실내에 축적된 오염물질은 특히 노인과 아이들에게 더 큰 위험요소로 작용합니다.

황토와 돌로 집을 짓고 창호지로 문을 바를 때는 이런 문제가 없었습니다. 그런데 욕심껏 높은 집을 짓기 위해 콘크리트와 시멘트를 사용하고, 페인트를 바르고, 값비싼 벽지를 바르는 데 합성본드를 사용하고, 화학 마감재로 도포한 새 가구를 들이고, 창틀이며 싱크대를 실리콘으로 마무리하면서 문제가 생기기 시작했습니다. 새집에 입주했다고 좋아하며 새 이불을 덮고 자고 있는 동안 서서히 몸이 망가지고 있는 것입니다.

과도한 냉방과 난방의 위험성

요즘 주거 형태의 특징을 보면, 사계절 어느 때나 실내에서는 반소매 차림입니다. 여름에는 덥고 겨울에는 추운 것이 당연한 이치인데 냉·난방기기가 발달하다 보니 계절 개념이 점차 사라지고 있습니다. 더불어 인체의 체온 조절 기능과 호흡 기능, 습도 조절 기능도 약해지고 있으며 이에 따라 면역력 또한 약해지는 것입니다.

어떻게 하면 건강하게 살 수 있을까?

현대인들은 올바른 먹을거리를 버리고, 화학 소재의 옷으로 살갗을 조이고, 오염된 집 안에 스스로를 가둠으로써 스스로의 건강을 저버리고 있습니다. 물론 한꺼번에 생활습관과 거처를 모두 바꾼다는 건 결코 쉽지 않은 일입니다. 따라서 자신의 주변 환경과 생활을 점검해보고 다음의 수칙들을 지키는 것이 중요합니다.

- 새로 산 옷은 반드시 빨아서 입고, 가급적이면 면과 실크 등 자연소재의 옷을 입는다.
- 옷장을 뒤져보고 몸에 불편한 옷은 과감하게 버린다. 실제로 몸이 불편한 옷은 잘 입지 않게되어 옷장에 쌓이는 경우가 많다.
- 아파트 등지에 살 경우 비단 새집이 아니라도 자주 환기를 시킨다.
- 체온을 떨어뜨리는 냉방을 가급적 하지 않되, 필요하면 아주 짧게만 한다.
- 겨울에는 몸을 따뜻하게 하기 위해 편한 내복을 착용한다.
- 가급적이면 가구 등을 새로 사지 않고 쓰던 것을 고쳐 사용한다.
- 새로 지은 아파트일 경우 화초를 많이 키우면 집안의 공기와 유독물질을 일정 정도 정화할 수 있다.

〈새집증후군의 증상들〉

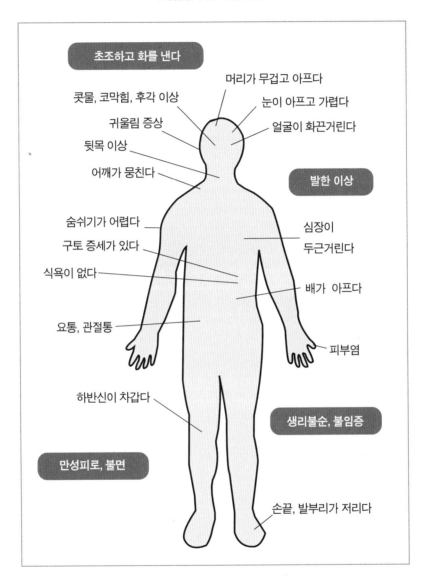

초조하고 화를 낸다

머리가 무겁고 아프다

콧물, 코막힘, 후각 이상

눈이 아프고 가렵다

귀울림 증상

얼굴이 화끈거린다

뒷목 이상

어깨가 뭉친다

발한 이상

숨쉬기가 어렵다

구토 증세가 있다

식욕이 없다

심장이
두근거린다

배가 아프다

요통, 관절통

피부염

하반신이 차갑다

생리불순, 불임증

만성피로, 불면

손끝, 발부리가 저리다

3) 스스로 몸을 복원하는 자가 단식법

단식 하면 많은 이들이 '목숨을 건 농성' 혹은 '고승의 수도 방법'을 떠올립니다. 심지어 한 끼라도 거르면 건강을 해칠 것이라는 두려움을 가진 사람도 많습니다. 그러나 단식이야말로 인간 스스로 할 수 있는 가장 훌륭한 질병 치료 방법입니다. 언뜻 이해가 안 되겠지만, 조금만 곰곰이 생각해 보면 그 이치를 깨닫게 됩니다.

단식의 효과

인간의 몸에는 자가 조절 능력이 있습니다. 세균이 몸에 들어와도 스스로 치료하는 능력, 피곤한 몸을 원상태로 회복시키는 능력, 몸에 부족한 영양소를 깨닫고 보충하는 능력 등 감탄사가 나올 정도로 자율적으로 움직입니다. 그러나 특정 문제로 이 시스템에 이상이 생기면 질병에 걸리게 되는데, 이때 이 시스템을 바로잡는 가장 훌륭한 방법이 단식입니다.

단식을 통해 몸에 에너지가 공급되지 않으면 우리 몸은 비상사태에 돌입하게 됩니다. 왜냐하면 세균이나 병균이 침입했을 때 그것을 방어할 힘이 부족하다고 느끼기 때문이지요. 따라서 다급히 비상경계를 발령하고, 에너지 소비를 최소로 줄이고, 몸의 면역력을 최대한으로 높입니다. 또한 소화와 관계된 대사가 일어나지 않기 때문에 체내 활성산소도 만들어지지 않습니다.

이처럼 몸이 새로이 재정비를 하고 체내가 깨끗해지면서 단식을 하는 동안에는 오히려 병에도 잘 안 걸리고 머리가 맑으며 몸이 가벼워지는 것입니다.

■ 단식의 과정

단식 사흘 동안에는 체내에 축적된 에너지를 이용해 평상시와 똑같은 대사 활동이 이루어집니다. 그러다가 시간이 흐르면 필요한 영양분이 공급되지 않으니 몸이 자기분해 또는 자기소화를 시작해 자신의 조직을 연소, 소화하게 됩니다. 바로 여기에 단식의 효과가 숨어 있습니다. 이 자기소화와 연소는 약하고 병에 걸렸거나, 노화되어 더 이상 쓸모없는 조직과 세포를 우선해서 분해하기 때문입니다. 또한 가장 불순한 형태의 죽은 세포, 좋지 못한 축적물, 종기, 노폐물도 자기소화의 1순위 대상입니다. 단식을 가리켜 '쓰레기 처리', '노폐물 연소'라고 표현하는 것도 이 때문입니다. 반면 두뇌나 장기 같은 중요 조직은 절대 단식으로 손상되거나 소화되지 않습니다. 한편 한쪽에서 노화되거나 죽고 병든 세포가 분해되어 연소되고 있을 때, 다른 한쪽에서는 건강한 새 세포가 생겨나고 혈당과 단백질의 양이 항상 일정하게 유지됩니다.

나아가 폐, 간, 신장, 피부의 배설과 정화 능력이 향상되어 몸에 축적된 노폐물과 독성물질도 신속하게 몸 밖으로 배출됩니다. 한 예로, 단식 기간 중에 소변 독소 양을 측정해본 결과 평상시보다 10배 이상 많은 것으로 밝혀졌습니다. 이것은 간과 신장이 소화 대사에 관여하지 않음으로써 본연의 임무에 더 충실할 수 있기 때문입니다. 또한 간과 신장 외에 다른 장기도 휴식하는 동안 자체 정비를 해서 대사와 소화 능력이 향상되고, 영양분이 들어왔을 때 흡수 능력이 높아짐으로써 노폐물이 정체되어 생길 수 있는 각종 질병을 예방할 수 있습니다.

마지막으로 단식은 신경적·정신적 기능을 안정시켜줍니다. 신경기능은 소생되고 정신력은 개선됩니다. 내분비선과 호르몬 분비가 촉진되며 조직의 미네랄 균형도 알맞게 조절됩니다.

㉮ 예비단식

예비단식은 본격 단식에 앞선 과정으로서, 단식을 할 예정임을 몸에게 미리 알리는 작업입니다. 예비단식 없이 본 단식에 들어가면 위장과 장이 급격하게 축소되어 통증이 생기고 심한 허기를 느끼게 됩니다. 위산과다로 인한 속쓰림, 변비 등도 생길 수 있습니다.

예비단식 기간은 단식 기간과 동일하거나 그보다 조금 긴 것이 좋습니다. 처음에는 현미밥을 먹되 기존보다 절반만 먹고, 이후 현미 죽으로 대체해 조금씩 양을 줄여가다가 마지막은 현미 가루로 끓인 미음을 먹는 것이 적당합니다.

개중에는 단식 기간 중에는 먹지 못하니 그전에 실컷 먹어두자는 분들도 계십니다. 하지만 그렇게 했다가는 곧 허기를 참지 못하게 될 뿐 아니라, 속이 울렁거리고 구토가 치밀거나 몸이 으슬으슬 떨리는 증상이 나타날 수 있습니다.

㉯ 본 단식

본 단식은 일정한 프로그램에 맞춰서 진행합니다. 건강 유지와 관리 차원에서 쉽게 따라할 수 있는 프로그램인데, 주의사항을 잘 지켜 따라하면 긍정적인 효과를 얻을 수 있습니다. 소우주 한의원에서 하는 단식요법 프로그램은 다음과 같습니다.

단식요법 프로그램 일정

단식기간	회복식 기간	소식기간	식사요법	비고
정상코스(10일간)	10일간	10일간	매일	단식과 회복식 기간에는 매일 각탕, 온열 치료, 냉 온욕, 산책, 운동, 스트레칭, 체조, 108배를 합니다.
기본코스(7일간)	5일간	5일간		
교정수, 효소, 감잎차	교정수, 효소, 감잎차	교정수, 효소, 감잎차, 생식과 생채식, 곡채식	교정수, 효소, 감잎차, 생식과 생채식, 곡채식	

단식 때 반드시 지켜야 할 규칙

단식은 단순히 굶는 것이 전부가 아닙니다. 단식을 할 때는 몸 안의 독소를 제거하고 몸의 기능을 보다 활성화하기 위한 외부의 도움 또한 필요합니다. 따라서 단식을 할 때는 반드시 다음의 수칙들을 성실히 지켜나가려는 노력이 필요하며, 다음의 수칙들을 제대로 지키면 보다 훌륭한 단식 효과를 거둘 수 있습니다.

■ 하루에 한 번 커피관장을 한다

관장에 사용하는 커피는 인체에 이로운 최적의 상태로 로스팅한 커피를 이용합니다. 커피를 사용하는 이유는 커피 속의 티오브로민, 티오필린, 카페인 성분 등이 순환계로 흡수된 후 문맥을 통해 곧바로 간으로 이동해 전이 효소를 자극함으로써 담관을 열어주기 때문입니다. 이렇게 간 속에 활성화되지 않은 담즙이 분출되면 이것이 활성산소를 제거하는 아주 강력한 해독제로 작용합니다.

따라서 커피관장은 노폐물 배설과 통증완화 효과를 얻을 수 있으며, 독소배출을 통해 피를 맑게 하여 면역력을 증대시킵니다.

■ 물을 2리터 이상 마신다

단식 중에는 많은 물을 마셔야 하는데, 비타민 C 보충을 위해서 감잎차 1리터와 나머지는 생수를 충분히 여러 번에 나누어 마셔야 합니다. 물을 적게 마시면 수분 부족 현상이 일어나 현기증이나 탈수 증세가 나타날 수 있고 장에 가스가 차 복통이 생길 수 있습니다. 또한 장내 숙변과 노폐물 배출도 원활해지지 않습니다.

만일 생수 먹기가 고되고 역하다면 무리하지 말고 먼저 발을 따뜻하게 감싸고 몸을 충분히 이완한 다음 다시 시도합니다.

좀 더 효과적인 단식을 위해 효소단식을 하는데, 이때 쓰이는 효소로는어성초 효소, 비피더스, 장생보, 파워 화분이 있습니다. 효소단식을 하면 허기가 줄어서 견디기가 쉬워지지만, 허기는 단식 3~4일이 지나면 자연스럽게 사라지므로 위기감을 느낄 필요는 없습니다.

■ 단식 중에 일어날 수 있는 각종 통증을 이해한다

단식 중 가장 흔히 볼 수 있는 것이 복통입니다. 대개 복통은 예비단식을 제대로 하지 않았거나 그 기간이 짧았을 때 나타납니다. 기생충이 있거나 찬물을 급하게 먹어도 복통이 생길 수 있고, 장 유착이 풀릴 때, 숙변이 떨어져 이동할 때도 마찬가지로 복통이 발생할 수 있습니다. 그러나 이는 특별한 이상 증세가 아니므로 마음의 여유를 가져야 합니다.

그밖에 일시적인 두통이 생길 수도 있습니다. 입안에 가시가 돋은 것처럼 따끔거리고 식욕이 없어지거나 구토가 생길 수도 있습니다. 무릎과 발목, 손목, 손가락, 발가락 등이 쿡쿡 쑤시고 뻐근할 수도 있습니다. 그러나 시간이 지나면서 차츰 사라지는 것들이므로 염려할 필요가 없습니다.

단식 중 가장 당혹스러운 통증은 환부 통증입니다. 예를 들어 위암이 있는 사람은 위가 더 아파질 수 있고, 폐암이 있는 사람은 호흡이 가빠지거나 통증이 생길 수 있습니다. 잔기침이 나오고 대상포진이 발병할 수도 있습니다.

이것은 호전반응의 일종인 '명현현상'입니다. 명현현상이란 허약하거나 질병으로 균형을 잃었던 몸이 정상화되는 과정에서 일시적으로 증상이 악화되거나 엉뚱한 반응이 나타나는 것을 의미하는데, 이는 녹슨 수도관을 뚫을 때 막힌 녹 덩어리를 떼어내는 것과 비슷한 일종의 진통 과정입니다. 또한 동양의학에서는 "명현이 없으면 병이 낫지 않는다"라고 할 정도로 중요한 과정으로 이해하고 있습니다.

누구는 명현현상이 심하고 누구는 미미하지만, 일단 명현현상이 나타나면 많은 분들이 당황합니다. 이때 시간이 지나면 괜찮아진다는 것을 믿고 견뎌보고, 그래도 점차 심해져 불안한 마음이 든다면 전문가와 상담을 하여 마음의 안정을 찾는 것이 좋습니다.

■ 단식 중 담배, 술, 커피는 금한다

건강한 사람에게도 담배와 술, 커피를 마시는 것은 금기입니다. 더욱이 단식 기간에는 몸의 반응이 민감해지고 유독 성분에 대해 거부감이 심해지므로 담배, 술, 커피는 반드시 삼가야 합니다.

심지어 단식을 통해 더 건강해지신 분들의 경우, 기존에 담배, 술, 커피를 즐겼던 사람도 차츰 이 세 가지를 비롯해 유해한 것들로부터 멀어지는 경향이 큽니다.

■ 양치는 죽염으로, 비누는 사용하지 않는다

단식 중에는 이를 닦지 않는 것이 원칙입니다. 칫솔과 치약을 사용할 때 잇몸이 상할 수 있고 나중에 이가 시려서 물조차 삼키기 어려워지기 때문입니다.

그러나 구취 때문에 불쾌감을 참기 힘들다면, 죽염을 생수에 희석하여 소금물을 만든 후 가볍게 입안을 헹궈내는 양치를 합니다. 그러면 잇몸이 근질거리거나 욱신거리는 증세가 사라지고 입냄새도 한결 덜해지게 됩니다.

또한 단식 중에는 비누도 사용하지 않고 물 세수만 하는 것이 원칙입니다. 자칫하면 피부가 건조해져 따끔거릴 수 있기 때문입니다. 그러나 지성 피부인 사람은 천연비누 중 경화제를 사용하지 않은 비누나 어성초 비누는 사용해도 괜찮습니다.

■ 속옷을 매일 갈아 입는다

단식 중에는 몸에서 악취가 풍기며 피부 노폐물의 양이 많아집니다. 앞서 설명한 것처럼, 피부가 호흡과 대사의 역할을 하고 있기 때문입니다. 질병으로 약을 오랫동안 복용했던 사람일수록 악취가 심하고, 패스트푸드와 육식을 즐겼던 사람도 그 정도가 심합니다.

속옷에 밴 악취와 독소가 피부를 통해 재흡수되지 않도록 속옷은 매일,

가능한 한 자주 갈아입도록 합니다.

■ 적당한 운동을 꾸준히 반복한다

단식을 하면 몸에 힘이 없어지는 경우가 있지만, 원활한 독소 배출과 정화 작용을 위해 무리하지 않는 선에서 적당한 운동이 필요합니다. 하루에 붕어운동 100번, 모관운동 100번, 합장합척운동 100번, 등배운동 100번 이상이면 적당합니다. 상세한 운동법은 이어지는 장에서 소개해드릴 것입니다. 이외에 추가로 해야 할 운동의 목록과 회수는 다음과 같습니다.

① 손바닥이 뜨거워질 때까지 비벼 머리 쓸기 10회

② 둘째, 셋째 손가락으로 귀를 위아래로 쓸고 잡아당기기 10회

③ 이마, 양쪽 눈, 코, 인중, 뒷목, 림프 쓸기 24회

④ 어깨 두드리고 팔 안쪽, 팔 바깥쪽, 가슴, 겨드랑이부터 배, 옆구리까지 양쪽 모두
두드리기 10회

⑤ 양 다리 벌리고 사타구니 두드리기 10회. 다리 안쪽과 바깥쪽 두드리고, 엉치 쓸고,
무릎 쓸고, 정강이뼈 훑어주고 발목 돌리기(나이수대로). 발바닥 가장자리 먼저,
그 다음 가운데, 발가락 눌러주기. 용천혈 두드리기(양쪽)

⑥ 머리를 오른쪽으로 10회, 왼쪽으로 10회 젖혀서 어깨에 붙이기

⑦ 앞으로 고개를 숙이기 10회, 뒤로 젖히기 10회, 왼쪽과 오른쪽으로 얼굴 돌리기
10회, 양팔 올려 수평으로 벌린 다음 고개를 좌우로 돌리기, 다시 팔을 11자로 만들어
하늘로 올린 다음 고개를 좌우로 돌리기, 그 상태로 깍지를 낀 다음 하나, 둘, 셋 구령과
함께 팔을 풀어 떨어뜨리며 "아~" 하고 호흡 토해내기

⑧ 양반다리 하고 앉아 몸통 비틀기

■ 풍욕과 냉·온욕을 매일 한다

풍욕을 하면 피부가 건강해지고, 피부를 통해 산소와 질소가 흡수되며, 노폐물과 독소 배출도 촉진됩니다. 몸속 대사 과정에서 발생해 몸 장기를 오염시키는 일산화탄소와 기타 유해한 노폐물이 피부를 통해 발산되어 체액을 깨끗하게 유지할 수 있는 것입니다. 흔히 "풍욕 한 번은 밥 한 그릇과 같다"는 말처럼, 암을 비롯한 난치병에 걸린 사람은 1일 8~11회 실행하면 효과를 볼 수 있습니다.

조기용 박사의 암과 난치병 특강-⑪

풍욕은 어떻게 하나요?

창문을 완전히 열어 공기가 잘 통하도록 한 뒤, 담요(여름에는 얇은 이불)를 준비합니다. 그 다음 속옷까지 모두 벗고 전신을 공기에 노출합니다. 건강한 사람은 방바닥이나 의자에 앉아 담요를 덮었다 벗었다 하고, 거동 어려운 환자는 보호자의 도움 하에 누운 채로 이불을 덮었다 벗었다 합니다.

처음에는 나체로 20초간 있다가 곧바로 이불이나 담요로 온몸을 감싸고 1분간 있습니다. 이때 머리는 감싸지 않고 몸만 감싸야 합니다. 다시 나체로 30초 동안 있다가 다시 담요나 이불로 감싸고 1분간 있습니다. 이때 회차에 따라 감싸고 벗는 시간이 달라지는데, 그 시간표는 아래와 같습니다.

	1차	2차	3차	4차	5차	6차	7차	8차	9차	10차	11차
탈	20초	30초	40초	50초	60초	70초	80초	90초	100초	110초	120초
착	60초	60초	60초	60초	60초	90초	90초	120초	120초	120초	

'탈'은 창문을 열고 나체가 되는 시간, '착'은 이불이나 담요로 몸을 감싸는 시간입니다. 시계를 보면서 하려면 번거로우므로 '탈', '착' 음성이 녹음된 CD나 카세트테이프를 이용하면 편리합니다.

• 풍욕 시 참고사항

1차 풍욕 때 나체로 있는 시간을 20초로 하는 것은, 혈액이 인체를 1회 순환하는 시간을 기준으로 하기 때문입니다. 일반적으로 건강한 사람은 나체 동안에 몸을 마찰하거나 붕어운동, 모관운동, 등배운동 등을 하는 것이 좋습니다. 단, 담요를 덮고 있을 때는 가만히 안정을 취합니다.

① 담요 두께 : 환절기에는 얇지 않은 담요를 사용하고, 몸을 감싸고 있을 때 땀이 나지 않을 정도의 온도를 유지합니다.

② 탈착 시간 : 몸을 감싸고 있는 시간은 건강 상태에 따라 달라져도 괜찮지만, 나체로 있는 시간은 엄수해야 합니다.

③ 운동 : 옷을 벗고 있는 동안 얼굴과 뒷목, 어깨, 양팔, 배, 허리와 발바닥, 종아리, 허벅지 등 몸 구석구석을 마사지합니다. 가능하다면 모관운동, 붕어운동, 합장합척운동, 등배운동 등을 하는 것도 좋습니다.

④ 적당한 시행 시간 : 시간은 해뜨기 전과 해진 후가 가장 적합합니다. 피부는 일출 전에는 자외선을 흡수하고 일몰 후에는 적외선을 흡수합니다. 다만 암 치료의 경우 1일 8~11회로 계획을 세워 실행해야 하므로 한낮을 제외한 나머지 시간을 적절히 안배해야 합니다.

⑤ 식사와의 관계 : 식사 전 1시간, 식사 후 30~40분 간격을 두고 합니다. 단식 중이라면 크게 개의치 않아도 됩니다.

⑥ 목욕과의 관계 : 풍욕은 목욕 전은 상관없지만 목욕 후에는 금물입니다. 목욕을 하겠다면 적어도 1시간 이상 간격을 두는 것이 좋습니다.

⑦ 횟수 : 원칙적으로 1일 3회이지만, 시간이 마땅치 않다면 아침저녁으로 2회 혹은 1일 1회라도 실행하는 것이 좋습니다. 암이나 간장병, 위궤양 환자

의 경우에는 하루에 6회 내지 11회를 권장합니다.

⑧ 기간 : 한 달 간은 매일, 그 후 2개월간은 2~3일 간격으로 반복합니다. 이렇게 약 3개월 남짓 지나면 효과를 체험할 수 있습니다. 고질병 환자는 3개월 동안을 4회 반복, 즉 약 1년간에 걸쳐 해야 체질이 개선되는 것을 느낄 수 있습니다.

⑨ 계절 : 풍욕의 효능은 계절의 영향을 받지 않습니다.

⑩ 명현반응 : 풍욕도 명현반응이 일어날 수 있습니다. 너무 심하게 증상이 나타난다면 일시 중지했다가 다시 시작하는 것이 좋습니다.

냉·온욕 역시 단식 때 반드시 필요한 과정입니다. 우리 피부는 체온을 조절하고 산소를 공급하는 매우 중요한 기관입니다. 찬물과 더운물을 교대로 오가면서 몸을 물에 담그는 방법으로 피부를 자극함으로써 혈액순환을 돕고 인체의 자연치유력을 빠른 속도로 회복시킬 수 있습니다.

찬물에 몸을 담그면 근육과 혈관이 수축되면서 몸에 활기가 생기고 체액이 산성화됩니다. 반대로 따뜻한 물은 근육과 혈관을 이완시키고 몸의 긴장을 풀어주어 체액을 알칼리화합니다. 이렇게 냉탕과 온탕을 오가면서 몸을 담그면 체액이 중성 내지 약 알칼리성으로 개선되어 건강을 유지할 수 있습니다.

또한 냉·온욕은 혈관 운동을 유도해 혈액순환을 촉진하고 피부를 반복적으로 자극해 림프액을 정화해줌으로써 피로 회복에 효과적이고, 궁극적으로 몸의 자연치유력을 높여줍니다.

*냉·온욕 하는 방법

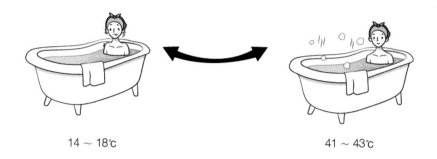

14 ~ 18℃   41 ~ 43℃

냉·온욕은 냉탕과 온탕, 두 욕조를 번갈아 오가는 것입니다. 단, 냉탕에서 시작해서 냉탕으로 마무리 하는 5온 6냉을 반드시 지켜야 합니다. 냉탕의 온도는 14~18℃, 온탕의 온도는 41~43℃ 사이가 적당합니다.

① 냉·온욕을 시작하기 전에 먼저 가볍게 몸을 씻습니다.

② 몸을 씻은 후 냉탕에 1분, 그 다음 온탕에 1분 들어가 총 냉탕 6회, 온탕 5회를 번갈아 오갑니다. 1분씩 반복하는 이유는 찬물에서 모공이 닫히는 시간이 59초, 뜨거운 물에서 모공이 열리는 시간이 59초이기 때문입니다.

③ 냉탕에서 림프, 겨드랑이, 사타구니 등의 부위와 암 조직이 있는 곳이나 복부 등을 주무르며 몸을 움직이면 딱딱한 덩어리가 풀어집니다.

냉·온욕 시에는 바닥이 미끄러울 수 있으므로 넘어지지 않도록 주의합니다. 또한 온탕으로 마무리하면 어지러울 수 있으므로 반드시 냉탕으로 마무리합니다.

㉰ 회복식

회복식은 본단식 기간의 최소 2배 정도가 바람직하며, 미음부터 시작해서 차츰 단계적으로 양을 늘려가야 합니다. 가끔 단식 기간에 대한 한풀이라도 하듯이 회복식 기간 동안 기름진 음식으로 과식하는 경우가 있는데, 이것은 매우 좋지 않습니다. 회복식은 영양보충이 아닌 평상식을 하기 위한 준비 과정입니다.

■ 단식 후의 주의사항

• 단식 후 삼가야 할 음식 : 우유, 흰 설탕, 육류, 달걀, 가공식품, 밀가루 음식, 자극적인 음식, 기름진 생선, 소화가 잘 되지 않는 딱딱한 음식(단식 기간의 5배 일수)

• 과식과 과로를 피합니다.

• 일정 기간 술 담배 등을 삼가고, 부부관계도 피해야 합니다(단식 기간의 5배 일수).

• 단식 후의 식단은 담백하고 소화하기 쉬운 것으로 정하고, 천천히 적게 먹고 꼭꼭 씹어야 합니다.

• 잠이 오지 않는다고 수면제를 먹거나 해서는 안 됩니다.

• 간식 생각이 날 때는 생수를 조금씩 마십니다.

• 미음을 먹을 때는 흰죽에 소금으로 밑간하고, 반찬은 먹지 않습니다. 죽은 부드러운 야채나 나물, 예를 들어 무, 시금치, 배추, 상추 등을 생채나 혹은 나물로 해서 소량씩 먹어야 합니다.

• 탄수화물(당분) 섭취량을 제한하고 떡, 빵, 과자류는 가급적 먹지 않는 것이 좋습니다(단식 기간의 5배 일수).

• 과식을 하면 소화 기관이 피로해질 뿐만 아니라 배설 과정에서 장기피로를 가중시켜 기능적 장애를 일으킬 수 있습니다.

• 단식 후의 요리에는 설탕을 일체 사용하지 말고, 밀가루 음식이나 화학조미료도 가급적 피해야 합니다.

■ 10일 단식 후의 회복식

• 1일 2식을 실천합니다.

- 아침을 먹지 않고 11~12시에 점심, 오후 6~7시에 저녁을 먹습니다. 식사를 할 때는 한 숟가락에 100번씩 꼭꼭 씹어 먹어야 합니다.

• 회복식 프로그램을 철저히 지켜야 합니다.

- 회복 1~4일 : 묽은 미음(생식가루 반 숟가락 + 생수 2/3공기(죽염 약간))

- 회복 5~9일 : 보통 미음(생식가루 한 숟가락 + 생수 2/3공기(죽염 약간))
  된장국(미소된장으로 맑은 국물 1/2공기 정도)

- 회복 10~14일 : 보통 죽(생식가루 2/3봉지 + 생수 1공기)
  된장국(미소된장으로 맑은 국물 한 공기)

- 회복 15~20일 : 야채 죽(생식가루 1봉지 + 생수 1공기 + 잎 야채 2종류 이상 + 뿌리 야채 3종류 이상)된장국, 배추김치, 물김치, 과일 약간

• 20일 후부터는 소량의 잡곡밥으로 1일 2식을 실천해 생채식을 위해 노력해야 합니다.

■ 미음의 종류와 만드는 법

• 쌀 미음
배아미와 물의 비율을 1 : 6 정도로 잡고 약한 불에서 40~50분간 익힙니

다. 3홉 정도 될 때까지 끓여 베 보자기로 거른 뒤 약간의 죽염으로 간을 합니다.

• 현미 미음

현미와 물의 비율을 1 : 8 정도로 잡고 약한 불에서 2홉 정도 될 때까지 끓여 베 보자기로 거릅니다. 옅은 다갈색을 띠고 구수한 맛이라 먹기에 좋습니다.

• 보리 미음

납작보리와 물의 비율을 1 : 6 정도로 잡고 약한 불에서 40~50분 정도 끓여 2.5홉 정도가 될 때까지 끓입니다. 베 보자기로 거른 뒤 약간의 죽염을 넣어 맛을 냅니다. 자극이 없어서 먹기에 좋습니다.

■ 죽 만드는 법

쌀과 물의 비율을 1 : 8로 잡아 불 위에 안친 뒤, 뚜껑을 반쯤 열어둔 채 중간불로 30~40분간 끓입니다. 쌀알이 푹 퍼지고 쌀 물이 풀처럼 찰기를 띠면 약간의 죽염을 넣고 다시 10분간 센 불로 잘 익힙니다. 이때 죽을 다 쑬 때까지 가끔 저어주면 눌어붙지 않고 찰기가 더해집니다.

면역력을 높이는 운동법, 무엇이 있나요?

우리 몸의 자연치유력은 쉽게 망가지지는 않지만, 일단 망가지면 회복하기까지 여러 고단한 과정이 필요합니다. 즉 단식 한 가지, 운동 한 가지, 식이요법 한 가지로만 해결되는 것이 아니라 이 모두를 충분히 활용해야 합니다. 다음의 운동들과 보조요법은 본단식과 함께 진행할 때 최고의 효과를 볼 수 있는 프로그램으로서 무리하지 않는 한에서 자주, 그리고 꾸준히 반복할수록 효과가 커집니다. 각자의 체력과 상태에 걸맞은 운동을 찾아서 단식 중에 진행하도록 합시다.

■ 모관운동

사람은 직립보행을 하는 동물이므로 저녁 무렵이 되면 팔과 다리에 혈액이 쏠리게 됩니다. 이때 피를 거꾸로 잘 흐르게 해서 발이 붓거나 심장에 무리가 생기는 것을 예방하는 운동이 모관운동입니다. 모세혈관의 60% 이상

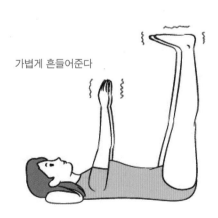

가볍게 흔들어준다

이 모인 팔과 다리를 심장보다 높이 들어 흔들어 혈액 순환을 원활하게 할 수 있습니다.

잠자기 전에 실행하면 다음날 아침에 가뿐하게 일어날 수 있고, 아침에 실행하면 하루를 가볍고 상쾌하게 시작할 수 있습니다.

① 딱딱한 베개를 베고 똑바로 눕습니다.

② 두 팔과 두 다리를 하늘을 향해 수직으로 뻗습니다.

③ 두 팔은 손바닥을 서로 마주보게 하고, 두 다리도 허리만큼 펼칩니다.

④ 손과 다리를 구부리지 않고 가볍게 흔들어줍니다.

■ 붕어운동

붕어운동은 삐뚤어진 척추를 바로잡고 말초신경을 자극해주어 전신 신경 건강에 도움이 됩니다. 또한 장관을 자극해 장내 노폐물 정체와 변비를 막아줍니다.

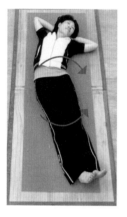 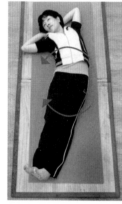

① 똑바로 누워서 몸을 곧게 펴고, 발끝을 무릎 쪽으로 당겨 발목과 직각을 만듭니다.

② 두 손을 깍지 껴서 목을 받친 다음 그 깍지 낀 팔을 지면과 수평이 되도록 폅니다.

③ 붕어가 헤엄치듯이 몸을 좌우로 흔들어줍니다.

■ 합장합척운동

합장합척운동은 골반 교정과 근육과 신경 기능 강화에 좋습니다. 또한 합장자세를 하면 팔꿈치가 심장보다 높아져 깨끗한 피가 순환됩니다. 즉 합장합척운동은 근육과 신경 좌우대칭을 맞춰주고 특히 하체의 혈액순환을 도와 부인병을 예방·치료하는 데 도움이 됩니다. 이 운동은 손바닥과 발바닥을 꼭 맞붙여야 척추가 틀어지는 것을 방지할 수 있습니다.

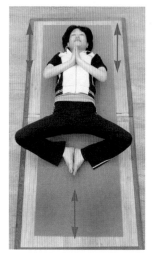
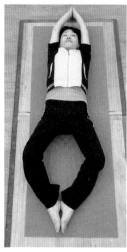

① 누워서 손은 가슴 위에 합장하고 동시에 양 발바닥을 붙여 무릎을 벌리고 뒤꿈치를 안으로 끌어들입니다.

② 합장한 손을 머리 위로 미는 동시에 발은 아래로 밀어냅니다.

이때 양 발바닥을 붙이고 다리를 쭉 폅니다.

③ 굽혔다 펴기를 100번 정도 합니다.

■ 등배운동

이 운동은 척추를 좌우로 흔들면서 복부를 움직이는 운동으로서, 휘어진 척추를 바로잡고 몸의 알칼리화를 도우며 장 기능을 바로잡아줍니다. 무릎

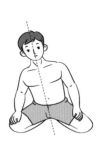
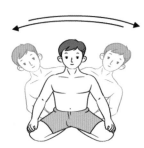
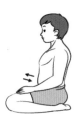

을 꿇고 앉아서 몸을 꼿꼿이 세운 뒤 막대기처럼 좌우로 움직이면 됩니다. 동시에 아랫배에 조금 힘을 주어 내밀었다가 다시 제자리로 돌아갑니다. 척추

를 좌로 기울였을 때 배는 제자리, 중간쯤 왔을 때는 배를 앞으로 내민 상태, 우로 기울였을 때는 다시 제자리로 돌아오는 것을 생각하시면 됩니다. 이 운동은 천천히 한 동작 한 동작 정확하게 하고 바른 자세를 해야만 허리를 다치거나 몸에 열이 나는 것을 막을 수 있습니다. 이 운동을 하기 전에 생수를 마시면 내장 기관이 건강해집니다.

■ 줄넘기와 윗몸일으키기

  줄넘기는 일주일에 사흘 이상 꾸준히 하고, 1분에 120회 정도로 하고 2분 휴식을 취하는 것을 3~5세트 반복합니다. 하루 1,000개를 목표로 넘는 수를 서서히 늘려가고 어느 정도 땀이 나는 정도가 적당합니다.

  다만 줄넘기는 발목과 무릎 관절이 약하거나 통증이 있을 경우는 주의가 필요합니다. 두 발을 모아 뛰는 동작은 관절에 무리가 올 수 있으므로, 조금 빨리 걷는다는 느낌으로 넘어야 합니다. 또한 아스팔트는 금물이며 흙 위, 잔디밭 같은 곳에서 하는 것이 좋습니다.

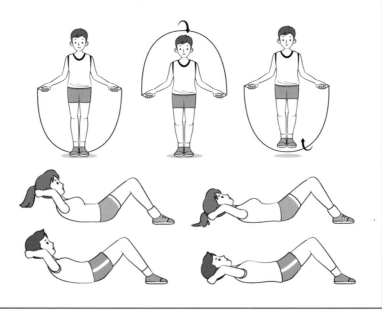

윗몸일으키기는 복부의 근력과 탄성을 길러주고 하복부의 체지방을 분해해줍니다. 배에 가스가 차거나 배가 나온 경우에도 좋고, 장에도 좋은 영향을 미칩니다. 하루에 100회 정도가 적당하며 요통이 있는 경우는 주의해야 합니다.

■ 108배

108배는 상체는 차갑고 하체는 따뜻하게 하여 몸 순환 작용을 원활하게 만들어주는 운동입니다. 많은 질병들이 반대로 상체는 뜨겁고 하체는 찬 것에서 비롯된다는 점에서 볼 때, 108배는 질병 예방에 적잖은 도움이 되는 운동입니다. 특히 이 운동은 머리가 맑아지고 집중력을 강화하는 데 도움이 되며 혈당 강하 효과, 스트레스 지수 감소 효과, 심리적인 안정 효과도 있습니다.

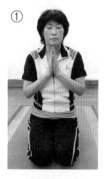 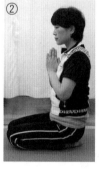

① 합장한 손을 가슴 위에 놓습니다.

② 숨을 천천히 코로 들이마시면서 무릎을 꿇고 앉되, 무릎이 벌어지지 않아야 하며 엉덩이를 발뒤꿈치에 붙이고 새끼발가락은 뒤로 꺾어야 합니다.

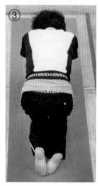

③ 엉덩이를 들면서 왼쪽 발가락을 오른쪽 발가락 위로 겹쳐 올립니다.

④ 발꿈치를 바닥에 내리면서 이마와 코도 같이 바닥에 댑니다. 손목은 꺾어 하늘로 향합니다.

⑤ 손바닥을 내려 바닥을 짚고 팔꿈치를 펴고 머리를 듭니다.

⑥ 손바닥을 바닥에 둔 상태에서 발꿈치를 펴서 몸

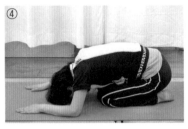
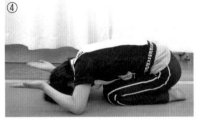

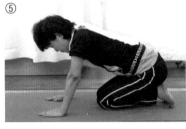
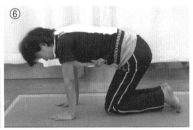

을 세웁니다. 발가락을 꺾습니다.

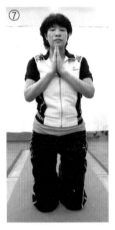
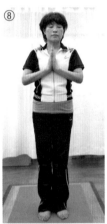

⑦ 엄지발가락을 붙이고 몸은 뒤로 밀며 세워 앉은 뒤 양손을 합장합니다.

⑧ 발뒤꿈치와 무릎을 붙인 채 일어섭니다. 합장하고 일어서면서 처음 자세로 돌아올 때 숨을 들이마십니다.

처음에 코로 숨을 들이마시고, 절하면서 입으로 가늘고 길게 내쉬고, 일어설 때 다시 숨을 들이쉽니다.

절 운동에 가장 좋은 시간은 식사 전인 오전 5~7시, 식사한 뒤 2시간 이상 경과한 저녁 9~11시라고 합니다. 체력에 따라 횟수를 조절하되, 꾸준히 하는 것이 중요합니다.

4) 보조요법을 통한 완치 프로그램

여러 번 강조했듯이 우리를 괴롭히는 비만, 통증, 피로, 만성질환, 생활습관병의 원인은 결코 멀리 있지 않습니다. 지금까지 잘못 섭취한 음식 찌꺼기와 독성 물질로 인한 몸의 오염이 근본원인인 것이지요. 그러므로 건강을 되찾으려면 먼저 오염된 몸속을 깨끗하게 청소해야 하며, 따라서 해독을 하지 않고서는 결코 건강해질 수 없습니다.

앞서 살펴본 운동요법들은 단식뿐만 아니라 일상생활에서도 응용이 가능합니다. 이번 장에서 소개할 보조요법들도 마찬가지로 단식기간뿐만 아니라 무리한 생활을 어쩔 수 없이 유지해야 하는 경우, 질환은 없으나 체내 독소 수치가 높아 해독이 필요한 경우 모두에 활용할 수 있는 만큼, 꼼꼼하게 살펴보고 내게 맞는 요법을 찾아봅시다.

■ 발포요법

발포요법이란 한약재를 파스 형태로 만든 다음 피부에 붙여 피부를 통해 독소를 배출하는 요법입니다. 중증 대사장애 때문에 독소 배출이 어렵거나 통증이 심한 환자에게 사용하면, 빠른 시간 안에 피가 맑아지고 통증이 가라앉습니다. 소화기 장애, 신체 허약이나 노쇠로 약을 복용하기 어려운 경우에도 유용하게 사용할 수 있습니다.

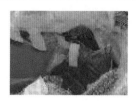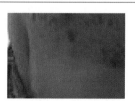

① 처방한 약재를 파스 형태의 피부 도포제로 만듭니다.

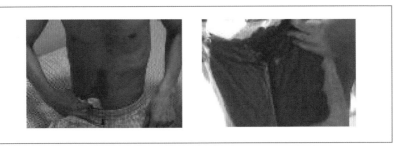

② 도포제를 아픈 부위에 도포한 후 비닐로 덮어줍니다.

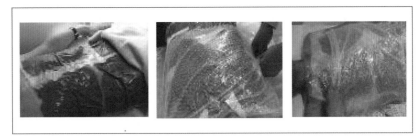

③ 붕대를 이용해 피부 도포제를 감싸줍니다.

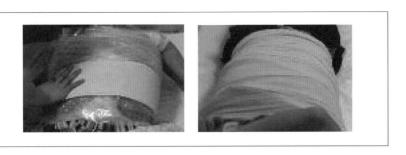

④ 일정 시간이 지난 후 피부도포제를 제거합니다. 통증이나 고열이 나면 풀었다가 다시 감습니다.

발포요법이 끝나면 민감해진 피부를 미지근한 물을 사용해 씻어냅니다.

■ 약침요법

약침요법은 산삼에서 정제, 추출한 약물을 혈 자리에 주입해 경락 기능을 조절하는 치료 요법으로서 산삼의 작용과 침의 효능이 합쳐져 면역력을 활성화시킵니다. 이 요법은 치료 효과가 빨리 나타나며 면역 기능 향상에도 효과가 있습니다.

또한 산삼의 항암 효과가 입증된 만큼, 암 환자들에게 인기가 많습니다. 약침 주입 깊이와 횟수는 환자 상태에 달라집니다. 약침을 맞은 후 나른한 느낌을 받는 분도 있고 몸살 반응을 나타내는 분도 있습니다. 이는 호전에 따라오는 증상이므로 시간이 지나면 사라집니다.

■ 건칠(옻)발효한약

한약재에 미생물 발효와 옻을 법제한 것이 건칠발효한약입니다. 건칠발효한약은 미세한 분자 구조로 추출되므로 장내 흡수 후 생체 이용률이 높습니다. 이 말은 약효가 빠르고 뛰어나며 소화 흡수가 용이하다는 뜻입니다. 또한 미생물 발효와 2차에 걸친 정밀 여과 과정을 통해 농약 및 중금속으로부터 안전하고, 누구나 복용하기 좋은 순한 맛입니다.

건칠발효한약은 신장질환, 보양작용, 두통, 만성피로, 수험생 피로, 기억력 증진, 아토피, 알레르기성 비염, 알레르기 천식에도 치료 효과가 있습니다. 또한 성장 지체 및 장애와 같은 소아질환이 개선되고, 대사증후군과 과민성대장증후군이 치료되며, 간염(B형, C형) 및 간경화에도 빠른 효과를 나타냅니다.

건칠발효한약을 처음 먹으면 속이 더부룩하고 불편할 수 있는데, 이것은 위와 장이 한약에 적응하는 과정에서 나타나는 반응이므로 천천히 조금씩 마시면 곧 편안해집니다.

건강보조식품으로 홍삼, 흑염소 탕, 개소주, 인진쑥, 헛개나무, 잉어 즙, 붕어 즙, 허브제품 등을 먹고 있다면 건칠발효한약을 먹기 전에 반드시 상담이 필요합니다. 건칠발효한약의 내용물과 중복되어 과량 복용 문제가 발생할 수 있기 때문입니다.

특히 지병으로 항생제, 소염진통제, 결핵약, 간질약 등을 먹고 있을 때 건칠발효한약을 복합 투여하면 간에 부담이 될 수 있습니다. 또 스테로이드 복용 중에 감초를 장기간 복용하거나 혈전 용해제인 와파린 복용 중에 인삼이 든 한약을 복용해도 부작용이 생길 수 있습니다.

또한 건칠발효한약 복용 시 충분한 약효를 얻으려면 마음을 편히 가져야 합니다. 의식적으로 숨을 깊게 들이마시고 천천히 내쉬도록 노력하십시오. 단번에 치료 효과를 기대하기보다는 서서히 몸이 좋아지고 있는 것에 집중하면 어느새 질병 치료와 건강을 확인하게 될 것입니다. 규칙적인 생활과 충분한 수면도 건칠발효한약의 효과를 높여줍니다.

■ 교정수

교정수는 자화, 파이화, 활성탄, 맥반석 등으로 특수 처리한 기능수에 수치, 법제한 효과적인 약제를 사용해 몸의 기운을 조절해주는 역할을 합니다. 개개인의 체질과 특성을 분석해 생체 정보에 가장 근접하도록 가공 처리했으므로 면역력을 높이는 데 좋습니다. 평상시는 물론 건칠발효한약과 함께 마시면 효과적입니다.

① 500ml의 생수를 물통에 담은 다음 교정수를 5회 스프레이 합니다. 뚜

껍을 닫고 150회 이상 흔들어서 복용합니다.

② 희석한 교정수를 은박지로 싸서 냉장 보관해 차게 마시면 좋습니다.

③ 교정수를 휴대하면서 모든 음료에 희석하여 마실 수 있습니다.

■ 된장찜질

콩에는 필수아미노산인 리신이 풍부합니다. 이 리신은 육체 성장과 뼈 형성에 중요한 역할을 하는 데다 된장 안의 불포화지방산은 콜레스테롤의 축적을 막고 혈액 흐름을 원활하게 해줍니다. 또한 항암 효과가 있는 이소플라본과 기억력을 높여주는 레시틴 성분도 풍부합니다.

특히 이 성분들이 발효가 진행되면 더 활성화 되는데 특히 메주가 만들어지는 과정에서 생겨나는 바실러스 서브틸리스 균은 혈전 용해에 탁월한 낫토키나제라는 효소를 만들어냅니다. 또한 메티오닌 성분이 간 기능을 강화시켜 해독 작용을 돕고, 리놀산은 피부를 맑게 합니다. 나아가 이 된장으로 찜질을 하면 피부를 통해 흡수된 된장 성분이 인과 칼슘 대사를 조절함으로써 뼈와 세포가 튼튼해집니다. 또한 복막염 치료와 발열, 변비, 폐결핵, 뇌일혈, 중풍 등에도 된장 찜질이 탁월한 효과가 있습니다.

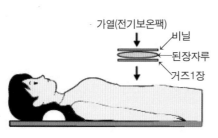

가열(전기보온팩)
비닐
된장자루
거즈1장

① 거즈 위에 된장 두 수저를 올린 다음, 비닐을 덮고 손으로 문질러 5㎜ 두께로 납작하게 만듭니다.

② 비닐을 오려서 배꼽 주위를 덮습니다.

③ 거즈 쪽이 배에 닿도록 올려놓

고 그 위에 핫팩을 올립니다.

④ 4시간 후 된장을 제거하고 물로 씻어냅니다. 한번 만들어놓은 찜질용 된장은 2~3회 반복 사용할 수 있습니다.

■ 겨자찜질

겨자찜질은 염증이나 진통에 효능이 좋습니다. 겨자의 매운 성분을 이용한 찜질로서 염증 부위의 혈액을 피부 표면으로 끌어올려 가라앉히는 과정에서 피부가 붉어지게 됩니다.

겨자는 혈액순환을 돕고 몸을 따뜻하게 하며, 세포 조직에 열을 발생시켜 노폐물과 혈전을 제거하고 세포 재생을 도와줍니다. 또한 겨자는 폐렴, 요통, 좌골신경통, 관절염, 디스크, 신경통, 견비통, 각종 통증, 중이염, 충수염, 피로회복, 초조감, 히스테리, 월경통 등에도 두루 쓰이고 있습니다.

① 겨자와 유기농 밀가루를 1 : 1(증상에 따라 1.5 : 1) 비율로 섞은 다음 55℃ 정도 되는 물로 반죽합니다.

② 거즈 두 장을 깔고 그 위에 반죽을 얹은 다음, 비닐을 덮고 3㎜ 두께로 납작하게 만듭니다.

③ 거즈를 환부 쪽에 닿도록 얹어서 10~20분 정도 찜질을 합니다. 심하게 화끈거리면 거즈를 들춰 벌겋게 달아오른 정도에 따라 시간을 단축할 수 있습니다. 단, 20분 이상 지났는데도 아무 증상이 나타나지 않는다고 찜질 시간을 늘려서는 안 됩니다. 겉으로 나타나지 않는다 해도 피부 안쪽에 내상이 생길 수 있기 때문입니다.

④ 한 번 만든 겨자 반죽은 3~4회 반복해서 쓸 수 있습니다. 사용한 겨자

반죽을 냉장 보관하였다가 다음날 핫팩으로 20~30분 정도 가열한 뒤 찜질하면 됩니다.

■ 마고약

마고약은 마와 토란으로 만들며 통증과 종기 제거에 좋습니다. 육종, 피부암, 견비통, 유방암, 관절염, 중이염 등에 효과가 있고, 성장기 청소년의 키 성장도 돕습니다. 마고약을 쓸 때 생채식과 풍욕을 같이 하면 생체 활동이 좋아져 효과가 더 빠르게 나타납니다.

① 마 20g, 토란 20g, 우리 밀가루 40g, 죽염 10g, 묵은 생강 10g을 준비합니다.

② 껍질을 벗기지 않은 마와 토란을 나무젓가락에 꿰어 살짝 구운 뒤 껍질을 벗깁니다.

③ 마와 토란, 생강을 강판으로 간 다음 국산 밀가루, 죽염을 잘 섞습니다.

④ 완성된 마고약을 필요한 만큼 거즈 위에 올리고 비닐을 덮은 뒤 3㎜ 두께로 납작하게 만듭니다.

⑤ 거즈 쪽이 환부에 닿도록 붙인 다음 8~12시간 동안 그대로 둡니다. 환부에 열이 있을 때는 마고약이 금방 말라 효과가 감소될 수 있으므로 마르면 즉시 바꿔 붙입니다.

⑥ 남은 마고약은 적당한 용기에 담아 서늘한 곳에 보관합니다.

마고약을 붙인 뒤 피부가 헐고 가려운 것은 토란이 덜 구워졌거나 피부가 약해서이므로, 토란을 다시 잘 구워서 만들어야 합니다. 암이 있는 부위에 마고약을 바르면 피부를 통해 흰 거품이 생성되었다가 종양이 사라지기도 합니다.

■ 피마자유 마사지와 찜질요법

피마자유는 염증을 제거하고 독소를 배출해줍니다. 종기와 변비, 화상 등은 물론 림프부종에 효과가 있고, 복수가 찼을 경우 감염 예방과 치료에도 좋습니다. 특히 림프와 직접적인 관련이 있는 유방암, 자궁암, 자궁내막증, 생리통 등에도 효과가 좋습니다. 림프절은 목, 쇄골, 겨드랑이, 가랑이, 무릎 뒤쪽에 있는데, 이곳에 수분이나 노폐물이 쌓이면 면역력이 낮아져 질병에 걸리기 쉽습니다.

방법은 충분한 양의 피마자유를 환부와 손에 발라 10~20분 정도 마사지하는 것입니다. 또한 거즈를 여러 겹으로 두툼하게 만들어 피마자유를 충분히 발라 환부나 림프구에 붙인 뒤 비닐로 덮어 핫팩으로 1~2시간 정도 진행하는 피마자 찜질도 림프 노폐물과 피부 독소를 제거하는 데 탁월한 효능을 발휘합니다.

■ 각탕요법

각탕요법은 무릎 아래를 따뜻한 물에 담그는 요법으로 혈액순환을 촉진해 땀으로 독소와 노폐물이 배설됩니다. 또한 제 2의 심장인 발과 발목 주변의 근육과 관절의 피로를 풀어주고 몸의 온도를 따뜻하게 유지하는 데 도움이 되고, 몸속 기관을 조절하는 효소 활동이 회복되어 자연치유력이 높아집니다. 또한 스트레스에 의한 뇌 긴장감도 사라지고 몸이 편안해집니다.

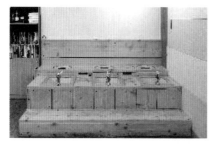 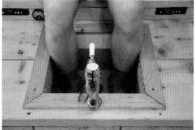

① 좌훈기와 각탕기를 준비합니다.

② 준비된 각탕기에 물을 받은 후 온도를 35~42℃ 정도로 맞춥니다.

③ 두 발을 20여 분 정도 물속에 담급니다. 20여 분은 정해진 시간이 아니라 발의 색깔이 빨갛게 되거나, 온몸이 따뜻하게 느껴지거나, 겨드랑이나 이마에 땀이 나거나, 허리 주변이 따뜻하다고 느껴질 때가 대략 그러하다는 것입니다.

④ 각탕요법이 끝나면 찬물로 발을 다시 한 번 씻어주며 마무리합니다.

각탕요법은 굳이 20분이 아니더라도 땀만 나면 됩니다. 반면 땀이 잘 나지 않는다면 15분쯤 뒤에 뜨거운 물을 조금씩 마시면 도움이 됩니다. 각탕요법 후에는 충분히 땀을 낸 후 옷을 갈아입는 게 좋습니다.

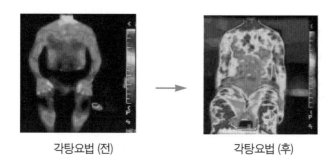

각탕요법 (전)   →   각탕요법 (후)

■ 아로마 온열요법

아로마 온열요법은 각종 식물에서 추출한 치유력 높은 31가지의 종류의 아로마 오일과 경락 이론을 접목한 치료 방법으로서 질병의 완화와 개선뿐만 아니라, 자가 면역력을 높이는 방법으로도 부작용이나 위험 부담 없이 사용할 수 있는 치유법입니다.

말기 암 환자들의 공통적인 특징 중 하나는 체온이 36.5도 이하라는 것입니다. 암이 악화될수록 체온이 떨어지는 것은 암세포가 분비하는 네옵트린이라는 단백질이 체온 조절 기능을 마비시키기 때문입니다. 이는 열에 약한 암세포들의 면역 세포의 공격을 피하기 위한 방어 활동으로서, 실제로 체온이 떨어지면 혈관이 수축해 혈액순환이 어려워지고 배설 능력도 떨어져 몸에 노폐물과 독소가 쌓이면서 면역력이 저하됩니다. 또한 몸 신진대사도 급격히 떨어져 소화 기능, 호르몬 기능, 면역세포의 림프구 기능 등이 모두 심각하게 저하됩니다.

이때 아로마 온열요법은 뜨겁지 않으면서 몸속 깊숙이 침투하여 체온을 상승시키고, 유해산소(활성산소)를 배출함으로써 면역세포의 활성을 돕게 됩니다. 체온이 1℃ 올라갈 때마다 인체 면역은 6배씩 증가하는데, 아로마 온열요법은 체온을 39℃까지 상승시키기 때문입니다.

특히 온열요법의 주재료로 쓰이는 라듐은 치료 파장이 40cm 이상 침투하므로 장기까지 열이 전달되어 원적외선보다 좋은 효과를 볼 수 있습니다.

■ 저주파 치료

사람의 몸은 부위에 따라 특유의 주파수가 있습니다. 이때 이 부위의 주파 수치가 정상 이하로 떨어지면 자연치유력이 약해지고 부위 및 주변 조직이 약해집니다. 이때 저주파 치료기를 이용해 아픈 부위에 주파수를 흡수시키면 부위의 자연치유력이 회복됩니다. 이 치료는 몸에서 발산되는 고유의 주파수를 이용하므로 인체에 무해합니다.

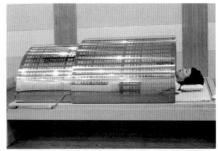

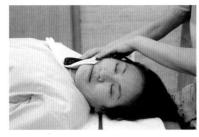
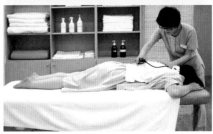

① 편하게 침상에 누운 뒤 아프거나 해독이 필요한 부위에 주파수가 나오는 패드를 붙입니다.

② 질병의 유무, 통증의 정도에 따라 치료 시간을 정한 다음, 시술이 끝나면 패드를 떼고 일어납니다.

이 요법은 한 번에 많은 독소가 배출되면서 일시적으로 증세가 악화되는 명현반응이 나타날 수 있습니다. 또한 패드를 붙인 부위에 찌릿한 느낌이 드는 것은 주파수가 체내에 전달되면서 나타나는 증상입니다.

6) 면역력을 높이는 소우주 한의원 생채식

　생채식이란 매일 연속해서 생채소만 먹는 섭식법으로서 건강한 사람은 세 종류의 채소를, 지병이 있거나 허약한 사람은 다섯 종류 이상의 채소를 먹되 잎과 뿌리를 각각 같은 양으로 합니다. 같은 채소라 하더라도 뿌리와 잎, 뿌리와 줄기를 다 사용한다면 두 종류로 계산합니다.

　채소의 양은 1일 약 1300~1500g이 적당한데 이것을 두 끼에 나누어 먹습니다. 지금까지 오랫동안 익혀서 조리한 음식에 익숙해 있기 때문에 갑자기 생채식을 하면 위장에서 거부 반응을 보여 소화불량이나 설사, 복통 등이 생길 수 있습니다. 그러므로 처음부터 너무 많은 양을 먹기보다는 조금씩 천천히 먹어서 습관을 들여야 합니다.

　생채식을 처음으로 시도하는 사람의 경우 비위가 상해 먹기 힘들다면 사과를 곁들이거나 레몬즙을 넣어 샐러드로 해서 먹어도 좋습니다.

생채식의 예

- 생식가루를 생수에 반죽하여 경단을 만든 뒤 채소나 김에 싸서 먹습니다.
- 생채소를 된장과 함께 먹거나 믹서에 갈아서 먹어도 괜찮습니다.
- 해초류는 김, 미역, 다시마, 파래 등을 초장과 함께 먹습니다.
- 반찬류는 된장국, 화학조미료가 들어가지 않은 김치 또는 물김치를 먹습니다.
- 양념류는 된장, 고추장, 간장 등을 소량 사용합니다.
- 과일을 날것으로 먹습니다.

■ 모시조개탕

갯벌 생물들은 바닷물을 정화하고 오염물을 제거하는 능력이 있는데, 이것이 우리 몸에서 신장 기능을 강화해줍니다. 특히 모시조개는 조개류 중에 호르몬 분비를 돕는 기능이 탁월해서 악성빈혈, 신장, 간장병에 좋으며 콜레스테롤 감소 효과도 뛰어납니다. 모시조개와 찐 마늘을 각 5개씩 15일간 먹으면 호르몬이 조절되어 생리불순이 해결되며, 특히 폐경기 여성에게 좋습니다.

① 모시조개 5kg에 소금 1~2주먹을 넣고 5~6시간 동안 해감합니다.

② 깨끗한 물로 바락바락 씻은 다음 생마늘 1.5kg, 물 25kg을 넣고 은근한 불에서 30~36시간 끓입니다.

④ 물이 줄면 계속 보충하면서 타지 않도록 합니다.

⑤ 조개껍데기를 건져낸 뒤 국물을 일회용 팩에 100㎖씩 담아 냉동실에 얼립니다.

⑥ 하루 1~2팩을 일정한 시간에 꾸준히 마시면 효과가 있습니다.

⑦ 건져낸 조개껍데기는 곱게 빻아 분말을 만들어 식초에 타서 마시면 좋습니다.

■ 백김치 국물

백김치는 전통 발효식품으로 미네랄이 풍부합니다. 면역력 강화, 호르몬 분비, 정기 보강, 해독 작용, 살균 작용을 하고 전해질 보충 시 사용되며, 항산화 물질이 풍부해 노화와 성인병 예방에도 효과가 있습니다. 특히 4℃에서 3년 묵은 백김치의 국물은 혈압, 당뇨병 치료에 쓰입니다.

① 배추, 무, 파, 생강, 마늘, 양파, 쪽파, 대파, 미나리, 부추, 당근, 밤, 대추, 배, 사과, 그리고 간수를 충분히 뺀 천일염을 준비합니다. 다시마 끓인 물, 새우젓(끓여서 갈아 놓은 것)과 멸치액젓, 찹쌀 풀을 준비합니다.

② 배추를 반으로 갈라 천일염에 하룻밤 동안 절인 뒤 깨끗이 헹궈 채반에 건져 물기를 뺍니다.

③ 나머지 재료를 손질하여 곱게 채를 썹니다.(배가 찬 사람은 사과, 열이 많은 사람은 배를 각각 넣어도 좋습니다)

④ 채 썬 재료에 새우젓과 멸치액젓을 넣고 버무려 속 재료를 만듭니다.

⑤ 배춧잎 사이사이에 속 재료를 넣고 곱게 버무린 다음 김치 통에 차곡차곡 넣습니다.

⑥ 그 위에 다시마 우린 물과 찹쌀 풀을 섞어 붓고 숙성시킵니다.

■ 식혜

식혜는 장의 운동을 활발히 해줘 소화를 돕는데, 입맛이나 기력 없을 때 마시면 도움이 됩니다. 녹즙을 마실 때도 마늘식혜나 생강식혜를 함께 마시면 녹즙의 흡수율이 좋아집니다.

① 보리쌀을 깨끗이 씻어 고슬고슬하게 밥을 지은 다음 깨끗이 거른 엿기름을 붓고 50~60℃에서 24~30시간 삭힙니다. 몸에 열이 많은 체질이라면 보리밥이나 율무밥을, 몸이 찬 체질이라면 발아현미밥을 사용합니다.

② 위장이 약한 사람은 생강을 많이 넣고, 기력이 없으면 마늘과 생강을 같이 넣어 삭힙니다.

③ 국물은 마시고, 밥알과 다른 건더기는 말려서 갈아 먹습니다.

■ 미역국

미역에는 칼륨, 칼슘, 요오드가 풍부하며 섬유소가 풍부해 배변을 돕습니다. 또한 스트레스로 인한 인, 소금, 담즙, 지방이 쌓여서 만들어진 혈전 제거에도 효과가 있습니다.

① 불린 미역, 다진 표고버섯에 들기름을 조금 넣고 달달 볶다가 물을 붓고 충분히 끓입니다. 미역국이 끓으면 간장으로 간을 한 뒤 다진 마늘을 조금 넣습니다.

② 미역국은 적은 양이라도 매 끼니 꾸준히 먹어야 효과를 볼 수 있습니다.

③ 천연 인슐린으로 불리는 보리새우를 쪄서 말린 다음 살짝 볶아서 가루로 만들어놓았다가 표고버섯 대신 미역국에 넣고 끓여도 좋습니다.

■ 된장국

된장의 효능은 거론할 필요 없이 잘 알려져 있습니다. 된장은 뛰어난 단백질 공급원이자 발효식품으로서 항암 효과, 간 기능 회복 효과, 간 해독 효과, 항산화 효과가 뛰어나 노화 방지에 탁월합니다.

또한 된장에 많이 함유된 필수 지방산인 리놀레산은 피부병 예방, 혈관 질환 예방 등에 중요한 역할을 하며, 콜레스테롤을 감소시켜 혈압을 낮춰줍니다. 레시틴은 기억력, 학습력, 집중력을 증진시켜 머리를 좋게 하고, 술로 인한 간경변증 발병 예방에도 한몫을 합니다. 된장의 항암 효과는 계속 연구 중이며, 암 치료제 개발의 중요한 재료로 관심을 모으고 있습니다.

① 물이 끓기 전에 된장을 조리 망에 걸러 묽게 풀어놓습니다. 맑은 된장

국을 끓일 때처럼, 국물이 텁텁하지 않도록 양을 조절합니다.

② 불린 표고버섯, 깨끗이 씻어 손질한 대파 뿌리, 다시마, 대추를 넣습니다.

③ 된장국이 팔팔 끓으면 불을 줄이고 잘게 썬 양파를 넣습니다.

④ 한소끔 더 끓인 뒤 불을 끕니다.

된장국은 밥그릇 반 공기 정도, 하루 세 번 나누어 먹는 게 좋습니다. 기호에 따라 두부나 호박을 첨가해도 좋습니다.

04

임상을 통해
암을 이겨낸 사람들

간암, 위암

권부영, 1945년생, 남

초진 : 2004년 3월 31일
문진 및 증세 : 간암, 위암. 복수가 차 있는 상태. 우울증 약 1년 복용

봄의 문턱에 접어들 즈음, 한 남자 분이 아내의 부축을 받으며 진료실에 들어섰습니다. 얼굴은 검었고 배가 많이 불러 있었습니다. 문진 기록을 보니, 간암이 위암으로 전이된 데다 이미 꽤 진행되어 복수가 찬 것입니다.

안타까웠습니다. 조금만 일찍 왔더라면 치료도 빠르고 완치 확률도 높은데, 많은 분들이 꼭 마지막 순간에 지푸라기 잡는 심정으로 이곳을 찾습니다. 수술 후 재발하거나 항암 치료에 실패하고 병원에서도 포기해서 이도저도 방법이 없을 때 한의원을 찾는 것이죠.

권부영 님도 그랬습니다. 오래 전부터 항상 피곤하고, 먹으면 속이 더부룩하고 소화가 안 됐지만 고된 직업 탓이려니 생각했답니다. 일주일 내내 자동차로 전국을 밤낮없이 달리는 축산 유통업에 종사하다 보니 먹는 것도 자는 것도, 생활하는 것도 불규칙했습니다. 그렇게 몸이 피곤해지면서 우울증도 같이 와서 지난 1년 간 우울증 약을 복용했다고 했습니다.

그렇게 건강에 뚫린 작은 구멍이 막을 수 없이 커져버리기까지는 채 1년도 걸리지 않았습니다. 사업이 잘 돼서 이제 먹고사는 데 걱정이 없겠다 싶을 즈음 건강이 와르르 무너졌습니다.

병원에서 처음 진단을 받은 것은 간암. 하지만 실감하지 못하고 충격으로 망연자실하고 있을 때 암 덩어리가 하루가 다르게 커져 위장까지 덮쳤습니다. 가스와 복수가 차서 숨쉬기도 힘들었습니다.

병원에서는, 성공한다는 보장은 없지만 '일단 한 번' 수술을 해보자고 했습니다. 다행히 수술에 성공하면 그 다음은 항암 치료를 시작한다고 했습니다. 그러나 각서까지 쓰고 수술실에 들어가 죽을지 살지 모르는 상황에 목숨을 맡겨야 한다니 어처구니없는 도박 같다는 생각이 들어 도저히 그렇게 할 수 없었다고 합니다. 그래서 치료 방법을 찾아 백방으로 수소문하다가, 부인의 친구가 자궁암과 신장암 치료를 받고 경과가 좋았다며 소개한 우리 한의원으로 인천에서 서울 강남까지 한걸음에 달려오셨습니다.

권부영 님을 처음 만났을 때, 차마 너무 늦었다는 말씀을 드릴 수가 없었습니다. 복수가 찼다는 말은 몸의 기관들이 제몫을 못하게 되었다는 증거입니다. 내부 엔진이 다 망가진 차에 기름을 가득 넣는다고 씽씽 달릴 리가 없는 일이지요.

그러나 권부영 님은 삶에 대한 의지가 남달랐습니다. 아직 60세도 안 된 데다 결혼을 앞둔 딸까지, 쉽게 눈감을 수 없는 이유들이 그를 단단하게 만들었습니다. 최선을 다해보자고, 나를 믿고 함께 노력해보자고 권부영 님께 위로 겸 마음을 전했습니다.

사실 다행이다 싶었습니다. 많은 환자들이 죽음의 벼랑 끝에 서 있을 때조차 그걸 실감하지 못합니다. '의료기술이 얼마나 발달했는데……', '주변에 나랑 똑같은 병으로 죽니 사니 하다가 지금은 건강하게 잘 살고 있는 사람이 얼마나 많은데…….' 하는 생각에 치료도 대충대충 임합니다. 게다가 증상이 조금 나아지면 금세 자리를 털고 일어날 사람처럼 평상시 습관대로 행동합니다.

하지만 더 이상 도망갈 곳이 없다는 걸 깨달은 환자는 다릅니다. 의사의 말을 철석같이 믿고 하나에서 열까지 그대로 따릅니다. 그리고 환자가 성실하게 치료를 받고 최선을 다할 때 의사도 더 적극적으로 치료에 임하게 됩니다. 실로 검사를 했을 때 권부영 님의 남은 수명은 그리 길지 않았습니다. 그러나 권부영 님은 '살기 위해' 제가 처방한 치료법을 철저히 따랐습니다.

첫 방문에서 권부영 님은 추나요법을 통해 어긋나 있던 턱관절과 목뼈를 맞추었고, 간 해독을 위한 처방을 받고 곧바로 해독과 단식에 들어갔습니다.

일주일 후 병원을 다시 방문했을 때, 권부영 님의 얼굴이 환하게 빛나고 있었습니다. 해독과 단식 프로그램을 진행하는 동안 몸이 깃털처럼 가벼워지고 머리가 새벽하늘처럼 맑아졌다며 기뻐하셨습니다. 처음 단식을 하겠다고 했을 때는, 다들 "아픈 사람이 잘 먹어야지 무슨 단식이냐"며 극구 말렸다고 합니다. 그러나 권부영 님은 살려면 이 방법밖에 없다는 생각으로 하루 세 번 커피관장을 하고 냉온욕과 풍욕, 된장, 겨자찜질을 했고, 침대에서 내려와 평상과 경침을 사용해 수면을 취했습니다.

그렇게 생활습관이 변하자 하루하루 몸도 변했습니다. 치료 이틀째부터 복수가 빠지고 피로가 급격히 줄었습니다. 검던 얼굴색도 차츰 제 빛을 찾더니 일주일이 지나자 윤기가 나기 시작했습니다. 단식하는 동안 몸에서 얼마나 악취가 풍기던지, 간병에 지극정성이던 부인마저 자다 말고 슬그머니 방을 빠져나가 거실에서 자더라고 했습니다. 이후 그는 주기적으로 단식과 해독을 실시했고, 현미밥과 생채식으로 식단을 바꾸었습니다.

저와 제 치료법에 깊은 신뢰를 보인 권부영 님은 생활하는 도중 불편하거나 이상한 증상이 나타나면 즉시 저를 찾았고, 그렇게 제때 치료를 받다 보니 지금은 아주 건강해졌습니다. "백문이 불여일견, 백견이 불여일행"이라는 말처럼, 백 번 천 번 말로 해도 소용없는 일을 몸으로 직접 겪으며 신뢰가 깊어진 것입니다. 현재 권부영 님은 본인의 경험을 토대로 주변에서 고생하는 환자들을 많이 소개하고, 그분들이 건강을 되찾아갈 때 본인도 보람을 느낀다고 하십니다.

권부영 님은 병원에서 암 진단을 받은 후, 6년이 훌쩍 넘은 지금까지도 건강하게 잘 지내고 계십니다. 병원에서 재검사를 해보니 몸 어느 구석에도 암 덩어리는 없었다고 합니다. 그러다가 2010년 구제역 파동 막판에 돼지 5,000두를 잃고 스트레스로 다시 위암 진단을 받았는데, 위암 진단을 받고도 웃는 모습을 보고 놀라워서 물으니 이렇게 답하였습니다. "선생님, 저는 믿는 구석이 있어서 웃는 거예요."

이후 권부영 님은 다른 환자에게도 소우주한의원을 소개하겠다고 하면서, 10일 동안 입원치료 후 건강하고 밝은 모습으로 일상 상황에 복귀하셨습니다. 치료 40일 후 조직검사(내과전문의 문동규 박사) 결과 암세포도 헬리코박터균도 없다고 나왔습니다. 이런 권부영 님을 보면 의사로서 저절로 보람을 느낍니다.

소뇌위축증

손동찬, 2005년생, 남

초진 : 2006년 2월 4일

문진 및 증세 : 소뇌위축증. 폐렴, 장염으로 입원. 피부에 붉은 반점.

어느 날 권부영 님이 강보에 싼 아기를 안고 진료실로 들어섰습니다. 정기 검진일이 아닌데 어쩐 일인가 싶어 걱정이 앞섰습니다.

"원장님, 제 손주 놈인데 한번 봐주세요."

"그러세요? 일찍 손주를 보셔서 든든하시겠어요."

이제 막 돌이 된 갓난아이였습니다.

"그런데……얘가 태어나면서부터 병치레가 잦네요. 기관지염, 폐렴에 장염까지……. 여태 병원에 입원해 있다가 퇴원한 지 두 달도 안 됐습니다."

아기의 얼굴과 몸에는 붉은 반점이 얼룩처럼 번져 있었습니다.

"병원에서는 소뇌위축증이라고 했습니다. 아직까지 치료법이 없어서 평생 장애인으로 살아가야 한다는 말을 듣고 하늘이 무너지는 것 같더군요. 그래서 제가 애 어미인 딸애를 설득해서 원장님께 데리고 왔습니다."

소뇌위축증이란 말 그대로 소뇌 크기가 점점 작아지는 병입니다. 백만 명에 한 명 꼴로 발생하는 희귀병으로, 현대의학에서는 아직 발병 원인이나 치료법을 밝히지 못한 불치병입니다.

소뇌위축증은 처음에는 넘어지거나 잘 걷지 못하고, 말을 더듬고, 침을 흘리다가 결국 근육이 마비됩니다. 안구 운동 능력도 저하되어 나중에는 실명에 이르고, 청각도 서서히 잃게 됩니다. 그리고 결국 호흡 곤란으로 사망하는 것이 보통이지요.

일반 병원에서는 소뇌위축증을 소뇌 자체의 문제로 국한해 불치병이라고 진단하지만, 한의학적 접근은 다릅니다. 전신의 부조화로 소뇌에 위축 증상이 온 것이므로 원인을 찾아 균형과 조화를 맞춰주면 병이 치료된다는 게 근본적인 생각입니다.

진단해본 결과 아기는 두개골 움직임이 현저하게 떨어져 있었습니다. 두개골은 전체 15종 23개의의 뼈로 이루어져 있고, 흔히 통뼈라고 생각하는 이마, 뒤통수, 머리꼭대기, 옆머리도 단단한 6개의 뼈로 이루어져 있습니다. 이 뼈들이 1분에 6~12회 정도 눈에 띄지 않을 만큼 미세하게 숨을 쉬고 움직여야 두뇌 활동이 잘 이루어집니다. 6회보다 적으면 활력이 떨어져 질병 저항력이 낮아지고, 12회보다 많으면 열이 나거나 운동 과잉으로 인한 흥분 상태가 지속됩니다. 그리고 이 뇌 활동이 잘 이루어져야 몸의 오장육부가 원활하게 움직이고 혈액과 영양의 순환에 문제가 없고, 우리 활동이 전부 뇌의 활동과 직결되어 있다는 것은 앞에서도 설명했을 것입니다.

두개골 움직임을 살피고 아기의 목을 짚어 보니 1번, 2번 목뼈가 어긋나 있고, 잦은 병치레와 소뇌 위축의 연동 작용으로 오장육부 기능이 많이 떨어져 있었습니다. 우선 추나요법을 통해 두개골과 목뼈를 바로잡는 게 중요했습니다. 아기들의 뼈는 쉽게 틀어지고 쉽게 맞춰지는 까닭에 특히 신경 써야 하며 시간이 날 때마다 바로잡는 게 좋습니다. 두개골과 목뼈를 바로잡은 다음 오장육부의 기운을 북돋기 위해 한약을 함께 처방했습니다. 이후 아이는 처음에는 날마다 한의원에 왔고 그 이후 사흘에 한 번씩, 어느 정도 차도를 보인 후부터는 일주일에 한 번씩 진료를 받았습니다.

이제 그 아이가 자라 여섯 살이 되었습니다. 이름은 동찬이입니다. 다른 아이들보다 키가 한 뼘 이상 크고 체격이 좋은 데다 읽고 쓰기에 능통해서 주변에서 '천재' 소리를 들으며 커간다니 가슴이 뿌듯합니다. 한글은 물론 영어와 한자까지도 빠르게 익히는 것을 보면서 외할아버지인 권부영 님의 자랑이 이만저만이 아닙니다.

아픈 아이의 건강을 돌보는 데는 부모의 헌신적인 노력이 필요합니다. 동찬이의 경우는 유별나다고 할 정도로 정성이었던 가족의 사랑에 하늘이 감동하여 운명의 바늘을 돌려놓은 예가 아닌가 싶습니다.

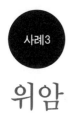

사례3

위암

김종진, 1959년생, 남

초진 : 2009년 10월 5일
문진 및 증세 : 위암 4기 진단 후 위 전체 절제. 항암 방사선 치료.
15년 전에 머리 부딪힌 적이 있고 앞 윗니 3개를 보철. 몰핀 복용중.

　암 환자가 급증하는 가운데 발병률이 가장 높은 암은 위암입니다. 전체의 10%이지요. 위암이 다른 암보다 위험한 이유는 영양실조로 면역력이 떨어지고 다른 질병에 노출될 위험이 높기 때문입니다.

　암이 의심될 때 환자에게 작성하도록 하는 문진표에는 "지난 6개월간 특별한 이유 없이 5kg 이상의 체중 감소가 있었습니까?"라는 문항이 있습니다. 암세포가 생겼을 때 눈에 띄는 특징 중 하나가 급격한 체중 감소이기 때문입니다. 암세포는 다른 세포보다 빠르게 세포분열을 하면서 뇌의 중추신경을 억제해 식욕을 감소시키는 물질을 분비합니다. 또한 암세포가 생겼을 때 그와 싸우기 위해 면역계에서 '사이토카인'이라는 물질을 분비하는데, 사이토카인은 근육을 분해해 에너지로 사용합니다. 이 두 가지 이유로 갑자기 체중이 줄어드는 것입니다.

키 158센티미터에 체중 38킬로그램의 김종진 님은 2009년 1월에 위암 말기 판정을 받고 위장 전부를 제거했습니다. 위장이 없다 보니 먹는 것은 미음에 가까운 죽뿐이었고, 그나마도 먹고 나면 배가 아파서 진통제와 위장약을 달고 살아야 했습니다. 심지어 나중에는 몰핀으로도 진통이 안 될 정도였습니다. 김종진 님은 살기 위해 억지로 음식을 삼켰습니다. 음식은 모래알처럼 껄끄러웠고 냄새조차 역겨워 구토가 치밀었습니다.

암 덩어리를 제거하는 수술이야 그렇다 쳐도, 방사선 치료의 부작용이 한두 가지겠습니까. 살이 타들어가는 것처럼 아프다가 어떤 때는 감각이 아예 없어졌습니다. 머리카락이 다 빠지고 기억력도 급격히 감소했습니다. 허리가 끊어질 듯이 아팠고 무릎도 쑤셔서 걸을 수가 없었습니다. 고통으로 몸 부림치다가 멍하니 천장만 바라보는 날이 계속됐습니다.

사람들은 김종진 님이 그렇게라도 살아 있는 게 기적이라고 했습니다. 그러나 김종진 님은 고통의 연장에 지나지 않은 그 기적이 달갑지 않았습니다. 김종진 님을 처음 보았을 때 이분의 얼굴에 드리워진 고통과 번뇌의 검은 그림자를 지금도 잊을 수가 없습니다.

김종진 님을 진찰해 본 결과 턱관절에 이상이 있었고, 제1번 경추가 왼쪽으로 어긋나 있었습니다. 15년 전에 머리를 심하게 다쳐 의식을 잃은 적이 있으며 그로 인해 위쪽 앞니 3개를 보철한 상태였습니다. 외상으로 인한 후유증이 의심됐습니다.

턱관절에 이상이 생기면 뇌로 올라가는 혈관이 눌려 뇌에 충분한 혈액이 공급되지 않기 때문에 두통을 비롯해 어지럼증과 허리 통증, 팔이나 손가락이 저린 증상, 만성피로 등 각종 문제가 발생합니다. 따라서 이걸 치료하려면 구조를 바로잡는 것이 우선입니다.

암이란 몸에 정체된 독소를 먹고 자라는 것이므로, 한의학에서는 부정거사(扶正祛邪)법으로 다스립니다. 부정거사란 면역력은 높이고 나쁜 기운은 제거하는 방법으로, 먼저 몸의 독소를 빼기 위해 단식을 시작합니다. 그러나 김종진 님의 경우 체중이 38kg에 불과했고 체력이 바닥난 상태라 완전 단식이 힘들었습니다. 그래서 효소로 최소한의 열량을 보충해주는 효소단식을 선택했습니다. 또한 추나요법으로 어긋난 턱관절과 제1경추를 바로잡은 뒤 냉온욕, 풍욕, 각탕, 커피관장, 약침으로 치료를 시작했습니다.

해독과 단식을 시작하면서 김종진 님은 스스로의 변화에 놀라지 않을 수 없었습니다. 이전에는 기력이 없다 보니 38kg의 몸도 가누기가 힘들고 팔다리가 무겁게 느껴졌는데, 단식을 하는 동안 몸무게는 2~3킬로 빠졌지만 오히려 가뿐했습니다.

이외에 김종진 님은 지구력과 근력을 키우기 위해 자연요법 기본운동 외에 윗몸일으키기, 줄넘기, 팔굽혀펴기, 108배 등 운동 가짓수를 하나하나 늘려갔습니다. 처음에는 세 번 넘기도 힘들었던 줄넘기를 한 달이 지나자 500번까지 해냈습니다. 환자이기 이전에 한 집안의 가장이었기에 김종진 님은 다시 일어나기 위해 안간힘을 쓰며 처방을 잘 따랐습니다.

그렇게 지내기를 2개월, 2009년 10월에 처음 한의원을 방문한 김종진 님이 2010년 1월, 드디어 회사에 정상 출근하게 되었습니다. 그러나 IT 업무라 컴퓨터 앞에 오래 앉아 있거나 밤샘 작업이 많다 보니 허리가 아파 꼼짝도 못하고 그대로 한의원으로 실려 오기도 했습니다. 그때마다 어긋나 있던 뼈를 추나요법으로 맞추고 나면 금세 눈이 밝아지고 허리가 씻은 듯이 낫곤 했습니다.

요통은 잘못된 앉은 자세에도 원인이 있지만, 근본적으로 치아의 위와 아래가 어긋나게 부딪히면서 턱 관절이 뒤로 밀려나서 발생합니다. 이 때문에 또다시 1번 경추가 어긋나고, 이것과 연동 작용으로 허리 통증이 오는 것입니다. 그러므로 근본적으로 완치하려면 턱관절 전문의에게 의뢰, 턱 관절을 바로잡아야만 합니다. 경제적인 이유로 망설이던 김종진 님은 허리 통증이 반복되자 결국 치과 치료를 받기로 결정을 하고 방병관 치과 원장님으로부터 턱 관절 교정 장치를 부착했습니다.

위암으로 위장을 완전히 절제해낸 김종진 님은 식사를 어려워했습니다. 위 전체를 절제한 상태라서 죽이나 주스 형태가 아니면 소화가 불가능했고, 복통 때문에 한 모금 삼키기까지 오랜 시간이 필요했습니다. 또한 먹는 양이 워낙 적어서 자주 먹어야 하는 불편함이 뒤따랐습니다.

게다가 회사를 다니며 그런 식사 습관을 유지하기는 쉽지 않은 만큼 앞으로 김종진 님의 경우 영양 부족으로 체력이 떨어지지 않도록 장기적인 관리에 세심한 주의가 필요할 것입니다.

간암, 뇌종양

최난주, 1935년생, 여

초진 : 2009년 12월 17일

문진 및 증상 : 1년 전 간암으로 색전술 3회. 양쪽 무릎 인공관절 수술. 신장 약 2가지, 혈압 약 복용. 고혈압, 당뇨병, 오른쪽 귀 난청.

최난주 님은 김종진 님의 장모님이십니다. 1년 전 간암 진단을 받으셨지만 당시 75세가 넘은 연세에 혈압과 당뇨 때문에 수술이 불가능해서, 그나마 생명을 좀 연장해보자는 의미에서 색전술 치료를 받았습니다. 하지만 색전술 후 조금 나아지는 듯했다가 다시 악화되기를 두 번 반복하는 바람에 색전술을 총 3회에 걸쳐 받으셨습니다.

색전술이란 간암 세포에 영양을 공급하는 간 동맥을 찾아 항암제를 투여하고 피의 흐름을 막아 암 조직을 아사시키는 치료법입니다. 암세포가 여러 군데 퍼져 있거나 수술로 암 덩어리를 도려내기가 어려울 때, 수술이 불가능할 정도로 간암이 진행됐을 때 사용하기도 합니다. 색전술 이후에는 계속 정기검진을 하며 종양이 다시 커지거나 새로운 종양이 생겼는지를 파악하고, 색전술을 반복할 수도 있습니다.

최난주 님은 암 발병 전, 퇴행성관절염이 있어 양쪽 무릎을 인공관절로 수술하였으며 젊은 시절부터 오른쪽 귀의 청력을 잃었습니다. 그렇게 색전술 후 여러 약물 치료에도 계속 쇠약해지던 중 이유 없이 갑자기 쓰러져 병원 응급실로 실려 갔습니다. 병원에서는 "정확한 병명은 알 수 없지만 색전술에 사용한 항암제로 인한 뇌농양이 의심된다"며 일단 수술을 권했습니다. 뇌농양은 치명적일 수 있으니 원인 규명보다 농양 제거가 시급하다는 것이었습니다. 그러나 최난주 님의 건강 상태로 봤을 때 이번 수술 역시 목숨을 걸 만큼 위험한 일이었습니다.

　가족들은 긴급 대책회의를 열었습니다. 정확한 병명도 모르고 단지 의심이 된다는 말만 믿고 목숨을 내맡길 수는 없었습니다. 하지만 가족들은 다른 대책이 없으니 의사의 말을 따라보자는 생각도 갖고 있었습니다.

　그때 김종진 님이 나섰습니다. 소신을 갖고 본인이 받은 치료 내용과 경과를 설명하며 장모님을 한의원으로 모시는 게 좋겠다고 주장한 것입니다. 가족들은 반신반의했지만 김종진 님이 점차 회복되는 과정을 봐온 터라 그말을 따르기로 했습니다. 사실 최난주 님은 현기증이 심해서 양옆에서 부축을 해도 발걸음 떼기가 힘들 정도였습니다. 게다가 고도비만에 저혈압, 혈당도 247mg/dl로 상당히 높았으니 수술은 애초부터 어려웠을 것입니다.

　검진 결과 최난주 님에게는 심각한 턱관절 문제가 있었습니다. 연세가 있어 치아가 닳고 충치가 심해지자 치과 치료를 받았는데, 치과에서는 단순히 충치와 보철치료에 그친 것입니다. 하지만 심한 충치는 긁어내다 보면 이가 낮아져서 최난주 님의 경우도 양쪽 어금니가 들쭉날쭉하고 상대적으로 낮았습니다. 결국 이와 연동관계로 청신경이 눌려 소리가 안 들리고 목뼈 1번, 2번이 어긋나며 어지럼증과 구토증이 생긴 것입니다. 또한 목뼈의 문제와 더불어 오른쪽 다리도 짧아서 무릎 퇴행성 관절염이 온 것입니다. 최난주 님은 오장육부가 쇠약해져 있어 약이나 다른 요법이 부담스러워 발포요법을 사용하기로 했습니다. 발포요법은 응급처치로서, 피부에 한약을 붙여 몇 시간 동안 독소를 배출하는 방법입니다. 그리고 추나요법으로 어긋나 있는 목뼈 1번, 2번을 바로잡고 두개골을 교정했습니다.

치료가 끝난 뒤로는 바로 효소단식에 들어갔습니다. 단식 둘째 날 코가 막히고 편두통 등 감기 기운으로 힘들어하셨지만 온열요법과 각탕, 아로마 배농마사지를 하자 한결 나아졌습니다. 단식 5일째, 어지럼증이 도져 구역질이 났음에도 발걸음은 가벼워 살살 걸어 다닐 정도가 되었습니다. 그리고 단식 일주일째가 되자 어지럽거나 머리 아픈 증상이 완전히 사라지고 혈당이 135mg/dl로 떨어지는 등 차츰 눈으로 효과가 드러나기 시작했습니다.

무사히 열흘간의 단식을 마치고 나서 청혈 해독약과 건칠발효한약을 처방했습니다. 최난주 님은 서울에 살고 있는 따님 집에 2주 동안 머물며 청혈 해독을 하고 처방해드린 약을 복용하며 풍욕과 냉온욕, 각탕, 각종 자연요법 운동을 꾸준히 몸에 익혔습니다. 그리고 치료를 시작한 뒤 보름 만에 다시 고향 집으로 내려갈 수 있었습니다.

그러나 치료에만 전념할 수 있었던 보름 동안의 생활과 달리 시골 생활은 환자가 견뎌내기에는 고됐나 봅니다. 댁으로 가신 지 석 달 후 최난주 님이 대상포진으로 입원했다는 연락을 받았습니다. 병원에서 수혈을 받으라고 해서 어쩔 수 없이 받긴 했는데 마음에 걸린다는 내용이었습니다. 저는 병세가 이만저만해지면 다시 한 번 한의원을 방문하시라는 당부를 남겼습니다.

시골로 내려가신 뒤 4개월 만에 한의원을 찾은 최난주 님은 환자라고는 믿을 수 없을 만큼 혈색이 좋고 건강했습니다. 한의원에 오실 때는 156cm

에 82kg의 몸무게였던 분이 치료 이후 70kg 전후로 체중 조절이 되고 있었습니다. 또한 남편 분과 단둘이 살면서 살림도, 일도 예전처럼 손수 하신다며, 대상포진 자리가 저녁만 되면 쑤시고 다리에 힘이 없지만 살맛이 난다며 기뻐하셨습니다.

위암 말기였던 사위가 경과가 좋아 장모님을 소개했으니 서로 격려하고 의논하며 의지했기에 더 좋은 결과를 얻을 수 있었으리라 생각합니다. 다만 최난주 님의 경우 어긋난 턱 관절을 바로잡으려면 꾸준한 교정 치료가 필요한데, 거리와 비용 때문에 망설이고 계셔서 안타까움이 남습니다.

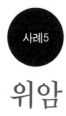

위암

이순기, 1931년생, 여

초진 : 2009년 3월 13일
문진 및 증상 : 위암, 식도암 3기. 혈압약 6년 복용. 위아래 치아 부분틀니

금요일 오후, 유독 북적대서 오후 늦게까지 진료를 하고 있는데 마지막으로 수녀님 한 분이 환자를 부축하고 진찰실에 들어섰습니다.

환자는 여든 가까운 연세에 병색이 짙었지만 이목구비가 수녀님과 많이 닮아 있었습니다.

"제 어머니세요. 위암, 식도암 3기 진단을 받으셨는데 연세 때문에 치료가 어렵다고 하네요. 게다가 당뇨병에 혈압까지 높으셔서……."

수녀님은 염려 가득한 얼굴로 그간의 사정을 말씀하셨습니다. 당신은 병원에서 근무하고 계셨는데 병원에서 많은 환자들을 봐오신 터라 특히 말기 암 환자가 어떤 검사와 치료를 받고 어떤 후유증으로 고생하는지, 재발해서 고통으로 몸부림치다가 결국 어떤 상황을 맞이하게 되는지를 잘 알고 계셨습니다.

그러다가 어머니가 위암, 식도암 판정을 받자 수녀님은 갈등했습니다. 어머니는 혈압이 높아서 오래 전부터 혈압 약을 드시고 있었는데, 거기에 노인성 당뇨까지 와서 혈당도 높은 상태였습니다. 또한 평소 운동을 많이 하지 않으신 터라 비만에 건강도 좋지 않아 병원에서도 적극적인 암 치료가 어렵다고 했답니다.

그렇다고 본인이 근무하는 병원 말고 다른 기관을 찾아가는 것도 무엇보다 환자들과의 신뢰에 문제가 생길까 염려되다 보니, 고심 끝에 어머니를 모시고 한의원을 찾아오신 것입니다. 수녀님의 어머니인 이순기 님을 진찰해보니 위와 아랫니가 부분틀니였고, 목뼈 중 1번과 2번이 어긋나 있었으며, 등이 낫 형태로 굽어 있었습니다. 병원에서는 이미 위암과 식도암 3기 판정을 받았고 고혈압과 당뇨까지 있었습니다.

그러나 무엇보다 심각한 건 생체나이가 노화 마지막 단계로 진단되었다는 점이었습니다. 이는 생명력이 완전히 바닥난 상태로서, 경험대로라면 하루에서 일주일을 넘기기 힘들었습니다.

우선 급하게 환자를 눕히고 추나요법에 들어갔습니다. 어긋난 턱관절, 목뼈, 두개골을 바로잡은 뒤 청혈 해독과 효소단식이 이어졌습니다. 다행히 청혈 해독을 하자 혈당이 떨어졌고 각종 운동, 각탕, 관장, 냉온욕, 풍욕, 저주파 치료, 온열 치료 등을 실시한 후 사흘 만에 피가 맑아졌습니다. 일주일이 지나자 혈압이 정상으로 돌아와 혈압약을 끊었습니다. 이후 이순기 님은 열흘 동안 효소단식과 각종 요법을 계속했습니다.

이순기 님은 생명력이 0이라는 사실을 알게 되자 사력을 다해 치료에 임했습니다. 제가 처방한 운동과 치료법을 정확히 지키며 꾸준히 반복했습니다. 열흘간의 단식을 무사히 마친 뒤 보식으로 미음과 죽을 드시고 차츰 현미밥과 생채식으로 식단을 바꾸었습니다.

다만 단식을 통해 해독을 하면서 몸은 가벼워졌지만 기운이 없다고 호소하시기에 효소와 한약을 처방하였고, 이순기 님은 그 후 일주일 간격으로 한의원을 오가며 치료와 처방을 받았습니다. 그렇게 2009년 3월에 처음 방문하여 10월까지, 7개월 동안 치료를 받으시는 동안 이순기 님은 암은 물론 혈압도 당뇨도 정상으로 돌아왔습니다.

이순기 님은 여러모로 힘드신 상황에서도 저를 믿고 의지하며 모든 과정을 잘 따라주셨습니다. 치료에서 가장 중요한 것은 치료자와 환자 사이의 신뢰입니다. 많은 이들이 치료를 하러 와서도 의사에게 완전하게 자신을 맡기지 못합니다. 바른 길을 알려줘도 의심하고 다른 치료에 곁눈질을 합니다. 그러다 보면 치료 효과가 떨어지고 치료 기간도 길어지게 됩니다.

그런 환자도 문제지만, 옆에서 환자의 마음을 들쑤시는 가족들도 장애물입니다. 이순기 님의 경우 남편과 다른 가족들이 얼른 병원으로 가자고 치료를 말렸다고 합니다. 단식 동안 뱃살이 홀쭉해지고 기운이 없어 보이니 불안한 마음이 들어 안절부절못한 것입니다.

특히 저희 한의원은 일반 병원과는 전혀 다른 방법으로 치료하기 때문에 확신이 없으면 따르기가 쉽지 않습니다. 어떤 분들은 아예 민간요법 취급을 하며 혀를 차기도 합니다. 그러나 이곳을 거쳐 간 많은 환자들이 증명하듯이 우리 한의원의 치료법은 몸을 건강하게 만들어 절로 병이 사라지도록 하는 데 중점을 두고 있습니다. 그래서 병이 낫는 것과 더불어 몸도 건강해집니다.

우리의 몸은 팔다리 따로, 위장 따로, 심장 따로, 뇌 따로가 아닙니다. 치아가 나쁘면 잘 씹지 못해서 위장이 나빠질 수 있고, 위장이 나빠지면 소장과 대장이 나빠지고, 신장에도 이상이 올 수 있으며, 신장에 이상이 오면 간에도 이상이 올 수 있습니다. 결국 간이 나쁘다고 해서 간만 치료하면 끝나는 것이 아닙니다. 거기에는 신장의 문제가 그대로 남고, 또한 신장만 치료하면 대장과 소장의 문제가 그대로 남는 것입니다. 즉 건강이 망가진 근원을 찾아 바로잡지 않으면 결코 질병의 뿌리를 뽑을 수 없습니다.

나아가 질병을 치료할 때는 구조, 기능, 마음이 조화와 균형을 이루어야 합니다. 다시 말해 몸과 마음 모두가 병을 치료하는 데 집중되어야 치료가 제대로 이루어진다는 말입니다. 환자는 치료에 열심인데 가족과 주변이 계속 부정적인 말을 하게 되면 환자까지 불안해질 수밖에 없습니다. 그래서 저는 환자 분들께 한의원에 오실 때 가족과 함께 오시라고 말씀드리고 있습니다. 가족이 치료법과 치료 과정을 듣고 이해해야만 환자가 지쳤을 때 격려하고 응원할 수 있기 때문입니다.

사례6

뇌종양

조만수, 1981년생, 남

초진 : 2005년 9월 29일
문진 및 증상 : 뇌종양. 간질발작, 뇌종양 수술 후 기억력과 언어 능력 상실.
주걱턱에 턱이 돌아가 얼굴이 삐뚤어져 있음.

　뇌종양 하면 드라마 속 비련의 여주인공을 상상하기 쉽지만, 실제로 뇌종양 환자들은 곁에서 지켜보기 안타까울 정도입니다. 조만수 님의 경우도 계속되는 두통과 구토, 간질 발작까지 증상이 심해지던 차였습니다.

　조만수 님은 고등학교 1학년 때 두개골 사이 신경세포에 종양이 있다는 진단을 받았습니다. 병원에서는 몇 가지 추가 검사를 한 뒤 당장 수술하자고 했습니다. 뇌 문제이다 보니 마음이 급해 생각할 겨를도 없이 의사의 말을 따랐습니다.

　그러나 기대와 달리 수술 후 한쪽 팔과 다리에 마비가 왔습니다. 또한 종양 부위가 기억력과 언어 능력을 담당하던 곳이라 종양을 제거해내자 기억력이 없어지고 언어에도 장애가 왔습니다. 정신과 치료를 받으면서 기억력은 조금씩 회복됐지만 팔과 다리의 마비, 언어 장애는 치료되지 않았습니다. 또한 수술 전부터도 주걱턱에 치아의 위아래가 맞지 않고 턱이 틀어져 있었는데, 수술 이후에는 얼굴이 더 삐뚤어졌습니다.

시간이 흘러 가족들도 아들이 장애를 가지게 된 것을 현실로 받아들일 즈음, 아들의 잠잠했던 간질 발작이 다시 시작되었습니다. 수술 후 입원 8개월 째, 병원에서는 뇌에 또 다른 문제가 생긴 것 같다며 재수술을 하자고 했습니다. 조만수 님의 어머니는 울분을 토했습니다.

"수술밖에 방법이 없습니까? 사람 머리라는 게 밥통 뚜껑 열듯이 쉽게 열고 닫을 수 있는 게 아니잖아요!"

안 그래도 수술 이후 장애인이 된 아들이 안쓰럽고 속상했는데 다시 수술하자는 말을 들으니 억장이 무너졌습니다. 게다가 재수술을 한다면 첫 번째 수술 후 고통의 과정을 되풀이해야 하고, 그 수술이 잘되리라는 보장도 없었습니다.

부모님들은 고민 끝에 수술을 거부하고 우겨서 퇴원했습니다. 한 번 더 수술했다가는 목숨까지 위험할 것이라는 위기감 때문이었습니다. 이후 부모님께서는 지극정성으로 아들을 돌보며 유명하다는 의사를 찾아 전국을 다니시다가 5년이 지나서야 저를 찾아오셨습니다.

조만수 님은 한눈에 보기에도 턱이 심하게 돌아가 얼굴이 틀어져 있었고, 진찰해본 결과 1번 목뼈가 어긋나 두개골 움직임이 거의 없었습니다.

먼저 추나치료로 경추와 두개골, 턱관절을 바로잡았습니다. 또한 몸 안에 어혈이 정체되어 순환이 안 되던 상태라 청혈 해독을 했습니다. 청혈 해독을 할 당시 너무 많은 노폐물이 쏟아져 본인과 가족 모두 놀랄 정도였습니다.

사흘 뒤 다시 한의원에 오셨을 때는 추나치료와 침, 해독 찜질을 했습니다. 조만수 님의 경우 해독과 더불어 턱관절 교정이 시급했습니다. 턱관절을 바로잡지 않으면 두개골 움직임이 둔해지고 더불어 뇌의 활동에도 문제가 생기니 근본 치료를 위해 치과 치료가 불가피했습니다.

턱관절 치과에서는 조만수 님께 턱관절 교정기를 장착해주었는데, 이 장치는 말하거나 음식 씹기가 불편해 적응하기가 쉽지 않습니다. 그러나 조만수 님의 경우 언어 능력을 상실해 말할 기회가 없었기 때문인지 사흘 뒤부터 불편 없이 생활할 수 있었습니다.

기본 치료 외에도 환자에게 녹즙으로 신선초와 케일을 아침저녁으로 먹도록 했습니다. 신선초는 염증을 치료하고 해독 작용을 돕고 혈액을 깨끗하게 만들어주며, 케일은 암을 예방하고 면역력을 높여주고 혈관을 건강하게 만들어주는 대표적인 그린푸드입니다.

치료를 시작하고 4개월쯤 무렵 한 번 더 발작을 하였지만 이미 몸이 많이 호전되어 있었으므로 처방한 한약을 복용한 뒤 곧 회복되었습니다. 그렇게 2005년 9월부터 2007년 11월까지 총 117회에 걸쳐 치료를 받고 턱관절 교정을 한 결과, 조만수 님은 현재까지 일상에 불편함 없이 자기 표현과 활동을 하고 있습니다. 그러나 첫 수술 후 마비되었던 팔과 다리는 아직까지도 불편함이 남아 있습니다.

조만수 님께 뇌종양이 생긴 이유는 잘못된 식습관이었습니다. 어릴 때부터 탄산음료와 과자를 입에 달고 살아서, 아침에 이불을 들춰보면 음료수 병과 과자 봉지가 굴러 나왔다고 합니다.

또한 잠들기 전까지 군것질을 했기 때문에 밥맛이 없어 밥을 거르고, 과자와 음료수로 끼니를 대신했습니다.

음식 씹을 때도 문제가 있었습니다. 양쪽 이를 골고루 사용하지 않고 한쪽으로만 음식을 씹어 턱이 돌아가고, 그 상태로 턱 길이가 다르게 자라 완전히 얼굴이 삐뚤어진 것입니다. 그렇게 턱관절에도 무리가 오니 두개골도 틀어지고 목뼈도 어긋났습니다. 이것은 하루아침에 일어난 일이 아니라 오랜 습관이 누적되어 생긴 병이었고, 따라서 환자분의 어머니와 오랜 시간 상담하고 교정된 생활습관을 몸에 완전히 익히기 위해 많은 시간이 필요했습니다.

시장에서 가게를 운영하며 바쁘신 가운데에도 헌신적인 병수발을 한 어머니가 아니셨다면 아마 이 정도의 결과를 얻기가 힘들었을 것입니다. 아들의 발병 이후 10년간 부모님은 환자 중심으로 모든 생활을 해왔습니다. 여행은커녕 마음 편히 외식 한 번 못했습니다. 그러다가 조만수 님의 병세가 호전되어 일상생활이 가능해지자, 2008년 8월 10년 만에 처음으로 제주도로 가족여행을 떠난다고 들뜬 목소리를 전화를 해왔습니다.

환자의 치료는 물론 한 가족의 행복을 다시 찾아준 것 같은 마음에 의사로서, 이웃으로서 가슴이 뿌듯했습니다.

사례7

설암, 림프암

강정석, 1950년생, 남

초진 : 2009년 4월 8일

문진 및 증상 : 설암. 림프암. 방사선치료 30회로 미각 상실. 윗니 양쪽 1,2,3번 보철

사람의 입은 먹고, 말하고, 그밖에 재채기를 하거나 이물질을 뱉어내는 등 알게 모르게 건강을 유지하는 데 공헌하고 있습니다. 그러나 이 모두가 입 혼자만의 노력은 아닙니다. 그 안의 치아, 혀, 목젖 등이 협심해야만 제 기능을 다할 수 있습니다.

특히 혀의 역할은 막중합니다. 맛을 보는 것은 물론 음식을 씹을 때 침과 음식물을 섞은 뒤 목구멍으로 넘겨주는 역할, 이물질이 목구멍으로 넘어갈 때 막는 역할도 혀가 합니다. 또한 혀는 말을 만들어냅니다. 혀가 없으면 목구멍으로 소리는 낼 수 있되 말은 할 수 없습니다.

강정석 님의 경우 혀뿌리에 생긴 암 덩어리가 임파선까지 번져 혀뿌리와 임파선을 제거한 상태였습니다. 그러나 수술 후에 암이 목 아래쪽으로 전이된 것이 밝혀지면서 추가로 30회의 방사선 치료를 받았습니다. 수술로 지친

몸이 회복되기도 전에, 한두 번도 힘들다는 방사선 치료를 30회씩 받다 보니 강정석 님의 몸 상태는 말이 아니었습니다.

방사선 치료는 분열이 가속화되어 급속도로 증가하는 암세포를 찾아 더 이상 분열하지 못하도록 염색체나 세포막을 파괴해 죽이는 치료법입니다. 암세포는 일반 세포보다 분열이 빨라 방사선 치료가 효과적입니다. 문제는 방사선 치료 시 암세포뿐만 아니라 일반 세포보다 분열이 빠른 머리카락, 피부, 백혈구와 적혈구, 구강점막 등도 함께 손상된다는 점입니다. 이 때문에 머리카락이 빠지고, 피부가 벌겋게 달아오르거나 벗겨지거나, 검게 변하거나 가려울 수도 있습니다. 또한 배가 아프거나 구토가 나고, 소변을 자주 보거나 소변에 피가 섞여 나오기도 합니다. 심장이 두근거리고, 무기력해지고, 면역력이 급격히 떨어지고, 가래가 끓어 숨쉬기가 힘들 지경이 되기도 합니다. 그밖에 머리에서 발끝까지 수십 가지의 다양한 부작용이 생길 수 있습니다.

강정석 님 또한 수술 후 두 달간 거의 먹지 못한 채 링거주사액에 의지한 데다 방사선 치료가 끝났음에도 다양한 부작용으로 고통 받고 있었습니다. 심지어 이렇게 살 바에야 죽는 게 나을 뻔했다는 생각까지 했다고 합니다. 결국 강정석 님은 경과를 지켜보자며 다음 치료 계획을 설명하는 의사를 뒤로 한 채 퇴원했습니다. 그리고 그 길로 아내의 손에 이끌려 저를 만나러 오셨습니다. 강정석 님의 아내는 저희 한의원의 단골 환자였는데, 이미 남편의 건강 상태를 상담한 바 있었습니다.

퀭한 모습으로 아내의 부축을 받으며 들어서는 그의 모습은 미라를 연상케 했습니다. 본인이 말을 제대로 할 수 없어서 아내가 일일이 대답하고 상황을 설명했습니다.

진찰해보니 강정석 님은 왼쪽 턱 관절이 눌려 있고, 목뼈 1번이 어긋나 있었으며, 오른쪽 다리가 짧았습니다. 또한 10년 전 교통사고를 당해 윗니 양쪽 1번, 2번, 3번이 보철인 상태였습니다. 이렇듯 몸의 구조가 틀어지다 보니 뇌 활동이 원활하지 않아 대사와 순환에 문제가 생기고 어혈이 정체되어 있었습니다.

일단 추나요법으로 턱관절, 두개골, 경추를 바로잡은 뒤에 정체된 어혈을 풀고 해독을 하기로 했습니다. 수술과 항암 치료는 간 부담이 큰 치료라 간 기능이 떨어져 몸에 독소가 쌓일 수밖에 없습니다. 평상시 별 문제가 없는 사람도 몸에 독을 쌓아두지만, 항암 치료를 받은 사람은 일반인보다 그 정도가 훨씬 심할 수밖에 없습니다.

해독을 위해 가장 먼저 시작한 건 커피관장과 효소단식이었습니다. 단식이라는 말을 듣자 강정석 님은 인상을 찌푸렸습니다. 수술 후 두 달간 물 삼키기도 힘든 상태로 지내다가 이제 겨우 미음 먹을 정도가 되었는데 다시 열흘 동안 단식을 하라니 그럴 수밖에 없었으리라 생각했습니다. 그래서 강정식 님께 단식을 해야 하는 이유와 단식을 통한 몸 변화를 설명한 뒤에 "열흘이 힘드실 것 같으면 먼저 사흘만 해보세요. 그 이후 더 해도 괜찮겠다 싶으면 기간을 늘려서도 괜찮습니다"라고 설득했습니다. 사흘만 해보면 금세 몸의 변화를 깨닫고, 시키지 않아도 본인이 단식에 나서리라는 확신이 있었기 때문입니다.

강정석 님도 역시 단식 첫날 자연요법으로 냉온욕과 풍욕, 각탕과 각종 운동을 하고 아로마 배농마사지와 저주파 치료, 온열 치료를 받고 나자 단번에 몸이 가뿐해졌다고 좋아했습니다. 그렇게 사흘이 쉽게 지나갔습니다.

아니나 다를까, 강정석 님은 열흘 단식을 자청했습니다. 단식 일주일째,

나날이 건강 상태가 좋아지고 검었던 혈색이 밝아지며 체력도 몰라보게 좋아졌습니다. 제대로 앉아서 밥 먹기조차 힘겨워하던 강정석 님은 그 무렵 40분 동안 합장을 한 채 꼿꼿한 자세를 유지할 정도가 되었습니다.

이렇게 무사히 열흘 동안 단식을 마칠 수 있었던 이유는, 치료 사흘이 되기도 전에 퉁퉁 부어 있던 수술 부위가 정상으로 회복되었기 때문입니다. 물을 삼키고 숨쉬기가 편해지자 그것만으로도 살 것 같았던 모양입니다.

단식이 끝났을 때 강정석 님은 체중이 5kg 줄고 몸에 기운은 없었지만, 정신이 맑고 기분이 상쾌해서 병을 이길 수 있다는 희망을 가지게 되었습니다. 단식 이후 열흘간은 미음과 죽으로 보식을 했는데 설암과 림프암으로 일부를 제거한 상태라 더 조심스럽게 시행했습니다.

이후 강정석 님은 아내의 정성어린 간호와 본인의 의지 덕분에 빠른 회복세를 보였습니다. 그러나 체력이 차츰 회복되자 의기양양해진 나머지, 사람들이 많은 장소에 가고 컴퓨터 앞에 앉아 작업을 하는 등 무리를 하며 급격한 피로를 느꼈습니다.

잃었던 건강을 되찾으려면 몸을 망가뜨렸던 만큼의 긴 세월이 필요합니다. 강정석 님은 아직 충분한 휴식과 관리가 필요한 상태였습니다. 저는 곧바로 청혈 해독 처방을 내리고 한약을 복용하도록 했습니다.

그러나 건강이 좀 나아진다 싶을 즈음 다시 위와 장이 더부룩한 증상이 나타났습니다. 소화 기능이 약해진 데다 제대로 못 먹은 기간에 대한 보상 심리로, 먹을 것에 집착하고 소화할 수 있는 양보다 많이 먹은 것이 문제였습니다.

그래서 추나요법으로 턱관절과 목뼈를 교정해 순환을 돕고 운동을 꾸준히 하도록 했습니다. 강정석 님은 이후 별 탈 없이 지내다가 한 달쯤 지나

다시 한의원을 찾아왔습니다. 잠잘 때 입을 벌리고 숨을 쉬어서 입이 마르고 목이 심하게 부은 것입니다. 입은 소화기관이지 호흡기관이 아닙니다. 일본에서는 구호흡병(口呼吸病)이라고 해서 입으로 숨을 쉬어서 발생하는 각종 질환을 따로 분류해 치료할 정도입니다. 그만큼 입으로 숨을 쉬는 게 좋지 않다는 말입니다.

다시 죽을 먹도록 하고 추나 치료를 한 뒤 자연요법 중 풍욕과 냉온욕, 각종 운동을 반복하라고 했습니다. 그러자 하루 만에 목의 부기가 빠졌습니다. 더불어 이번에는 아침에 토마토, 당근, 포도즙 그리고 생식을 먹도록 처방했습니다.

다시 2개월 뒤 한의원에 오신 강정석 님은 손발이 차고 치질이 심해 숯가마를 다녔는데 증상이 많이 좋아졌다며 밝게 웃었습니다.

만난 지 2년이 조금 넘은 지금, 강정석 님은 가끔씩 우리 한의원에 찾아와 추나요법을 받고 일상생활에 문제없이 하루하루를 열심히 살고 계십니다. 그리고 주변의 중환자를 사전 교육까지 시켜서 이곳에 소개하며 몸 관리까지 교육하시는 우리 한의원의 열혈 팬이 되셨습니다.

사례8

전신암

박광근, 1956년생, 남

초진 : 2007년 9월 27일
문진 및 증상 : 간암. 폐암. 림프암. 신장암. 근육암. 부신종양.
총 12회에 걸쳐 수술. 전신으로 암 전이. 시한부 3개월 판정

　암이 두려운 건 급속도로 전이되어 재발한다는 데 있습니다. 현대의학에서는 암이 생기면 그 덩어리를 도려내거나 크기를 줄이는 데 목적을 둡니다. 하지만 그 부위만 제거한다고 암이 완치되는 것은 아닙니다. 예를 들어, 위장에 암 덩어리가 있을 때 위장을 잘라내도 또 다른 문제가 생깁니다.

　위장은 식도와 십이지장과 직접 연결되어 있는 탓에 십이지장이 본연의 임무 이외에 위장 기능까지 대신해야 하는 것입니다. 그러다 보면 음식을 조금만 먹어도 배가 부르고 아프면서, 소화가 되지 않아 늘 불편할 수밖에 없습니다.

　암은 특별한 사람만 걸리는 것이 아니며 따로 유전자가 있는 것도 아닙니다. 암이 발생하는 것은 계속 고수해온 생활습관 때문입니다. 그리고 한 가지 분명한 건, 암 역시 불치병이 아닌 충분히 나을 수 있는 병이라는 사실입

니다.

박광근 님의 경우, 1992년 처음으로 부신에서 암 조직이 발견되었습니다. 발견 후 곧바로 수술을 했지만 1999년에 재발했습니다. 수술했던 곳 바로 옆 부신 횡격막 양쪽과 폐로 암세포가 전이된 것입니다. 이후 암 덩어리는 신장, 간, 림프, 근육 등 온몸으로 퍼졌습니다.

병원에서는 암 덩어리가 발견될 때마다 절제술과 항암 치료를 반복했습니다. 폐암 제거 수술을 비롯해 총 수술 회수가 12회나 되었지만 아직도 폐에 종양이 남아 있었고 신장, 림프, 근육 등의 종양에는 손도 못 댄 상태였습니다. 폐는 이미 암 4기 판정을 받은 상태였습니다.

박광근 님은 마지막으로 간의 8cm짜리 암 덩어리를 제거하는 수술을 받고 2주간 입원한 뒤 퇴원하는 길로 저를 찾아오셨습니다. 반복되는 수술에 몸은 만신창이가 되었는데도 싸움에 끝이 보이지 않았던 것입니다. 당시에도 박광근 님은 2주 후에 입원해 항암 치료를 하기로 계획이 잡혀 있었지만, 사실 기다리고 있는 건 뻔한 결말뿐이었습니다. 고된 수술 끝에 듣게 된 말이 고작 "앞으로 3개월을 넘기기 힘들다"는 진단이었기 때문입니다. 그 이야기를 듣고 집으로 돌아가자니 그간의 고통이 억울하고, 가족들의 모습이 눈앞에서 어른거렸습니다. 그렇게 저를 찾아온 것이 박광근 님에게는 마지막 시도였습니다.

진찰해본 결과 박광근 님은 당뇨가 심하고 턱관절에 이상이 있었으며, 목뼈 1번과 2번이 어긋나 있었습니다. 그리고 오른쪽 다리가 짧아 걸음걸이가 기우뚱했습니다. 추나요법으로 목, 턱관절, 두개골을 교정한 뒤 효소단식을 시작했습니다. 처방으로는 건칠발효한약, 심각한 폐암에 사용하는 환약을 처방했습니다.

박광근 님에게는 하루하루가 언제 떨어질지 모르는 나뭇잎 같았습니다. 그 하루를 어떻게 보내느냐에 따라 여생이 결정되는 순간이었습니다. 커피 관장을 하고 감잎차를 마시자 높은 혈당이 떨어졌으며 자연요법, 온열 치료, 저주파 치료를 하고 약침을 여러 군데 맞자 그대로 곯아떨어져 깊은 잠에 빠져들었습니다. 잠이 보약이라고, 다음날 깬 박광근 님은 몸이 개운하고 상쾌해서 놀랐다고 합니다. 15년 전, 암 진단을 받기 전에 느꼈던 그런 기분이라는 것입니다.

박광근 님은 수술한 지 얼마 안 된 터라 급한 대로 사흘만 효소단식을 한 뒤 사흘간의 회복식을 거쳐 한 달간 1일 1식을 고수했습니다. 그 1식도 일반 밥상이 아닌 생채식 밥상이었습니다.

박광근 님은 회복식과 생채식을 하는 동안 환약을 꾸준히 복용했습니다. 단식과 채식을 하며 몸무게가 4kg 줄자 한결 가볍고 상쾌했습니다. 또 생채식을 하는 동안 오히려 체력이 좋아져서 수술 후 2주밖에 안 되었던 어느 날 줄넘기를 500개나 할 수 있을 정도가 되었습니다.

드디어 한 달의 생채식이 끝나는 날 청혈 해독을 하고 체중을 재보니, 비만이었던 예전에 비해 몸무게가 8kg이나 줄어 정상 체중으로 돌아왔습니다.

강원도 고성이 고향인 박광근 님은 모든 치료 과정이 끝났음에도 불안한 마음을 떨치지 못했습니다. 이제 진짜 집으로 돌아가도 되냐고 거듭 물으시며 입술을 가볍게 떨었습니다. 15년 간 병원에서 수술과 항암 치료를 반복하며 시달렸는데 한 달 만에 고통이 사라지고 몸이 가뿐해지니 믿기 어려웠던 것입니다.

"원장님, 어떻게 하면 지금 건강을 계속 유지할 수 있습니까? 생채식을 더할까요? 1일 1식 생채식을 하는 동안 피가 깨끗해지고 머리가 맑아지는 게 느껴졌습니다. 계속 그걸 지키면 어떨까요?"

"한 달 하신 것도 대단한 겁니다. 많이 힘드셨죠?"

"아닙니다. 죽느냐 사느냐 하는 판에 이 정도로 힘들다고 할 수 있나요. 그런 건 신경 쓰지 마시고, 1일 1식 생채식을 계속하는 게 좋은지 그냥 일상식을 하는 게 좋은지, 제 건강에 이로운 방법을 말씀해주세요."

"물론 가능하시다면 한 달 정도 더 하시는 게 좋지요. 하지만 즐기던 음식을 못 드시면 우울해질 수 있고, 먹고 싶은 욕구가 오히려 커질 텐데……. 괜찮으시겠어요?"

"네, 할 수 있습니다. 원장님께서 한 달을 하라면 한 달을 하고, 두 달을 하라면 두 달을 하겠습니다."

박광근 님은 씩씩하게 답한 뒤 귀가해 제 말에 따라 1일 1식 생채식을 한 달 동안 더 하셨습니다. 그렇게 총 두 달 동안 생채식을 철저히 지키셨습니다.

병원에서 석 달을 넘기기 힘들다는 말을 듣고 퇴원한 지 5년이 다 돼가는 지금, 저는 가끔 박광근 님과 통화를 합니다. 얼마 전에는 취미로 등산을 즐기며 평범한 일상을 보내신다는 소식을 들었는데, 그 한 걸음 한 걸음이 늘 기쁨으로 충만하기를 바라봅니다.

사례9

자궁암

이희범, 1937년생, 여

초진 : 2005년 4월 26일

문진 및 증상 : 자궁암, 갑상샘암, 림프암. 10여 년 전 교통사고로 1년 간 치료 받음.

치아 11개 임플란트. 결핵성 늑막염 3회 재발. 불면증

한의원에도 단골이 있습니다. 그리고 한의원의 진짜 단골은 여기저기 아파서 자주 오시는 분이 아니라, 신뢰 관계가 돈독해 아픈 데가 없어도 가끔 들러 안부를 묻는 분들입니다.

6년 넘게 저를 찾아오시는 이희범 님도 제 단골 환자입니다. 처음 따님 소개로 한의원을 찾으셨을 때, 이분은 갑상샘과 림프, 자궁암 진단을 받은 직후였습니다. 병원에서는 당장 수술한 뒤 항암 치료와 방사선 치료를 해야 한다며 서둘렀습니다. 하지만 연세도 있고 손주들을 돌봐주고 있는 처지라 수술 일정 잡기가 쉽지 않았습니다.

"수술이고 항암이고, 이 나이에 얼마나 더 오래 살겠다고 그런 치료를 하겠어요. 내 몸 하나 치료하자고 살림이며 손주들을 나 몰라라 할 수는 없잖아요. 하루 이틀 하는 치료도 아니고……."

이희범 님은 수술을 포기하고 집으로 돌아오셨고, 보다 못한 딸이 어머니를 모시고 저를 찾아왔습니다.

진찰을 해보니 턱관절 이상이 심했고, 목뼈 2번이 어긋나 있었으며, 오른쪽 다리가 짧았습니다. 상황을 들어보니 1993년, 미국에 교환교수로 갔다가 교통사고를 당해 목과 왼쪽 어깨를 심하게 다치고 치아 중 11개를 임플란트해 넣는 등 1년간 치료를 받은 적이 있다고 했습니다. 게다가 어릴 때 엄하신 부모님께 호되게 맞고 크게 놀란 뒤 몸이 허약해져 결핵성 늑막염에 걸렸는데, 그게 세 번이나 재발했다고 합니다.

먼저 추나요법으로 목뼈, 두개골, 턱관절을 교정하고 청혈 해독약을 처방하였습니다. 연세가 있으신 만큼 오랜 세월 동안 틀어진 턱관절을 교정하는 것은 쉽지 않았고, 그래서 제가 고안해 특허를 받은 턱관절 보조 장치를 하루 8시간 이상 끼고 있도록 처방했습니다.

경제적으로 여유롭고 배움이 많은 사람들은 의사의 말을 귀담아 듣지 않는 경향이 있습니다. 즉 절박함이 없습니다. 그러나 이희범 님은 낮은 자세로 저에게 모든 것을 맡기고 교과서처럼 제 치료법을 따랐습니다.

이희범 님은 청혈 해독 후 많은 양의 이물질과 노폐물을 배출하고 몸이 한결 가벼워졌다고 하셨습니다. 그런데 이튿날 손주들을 태우고 운전을 하시다가 접촉 사고가 생기는 바람에 심장이 두근거리고 안절부절못하는 상태가 되어버렸습니다. 놀란 데다 온몸이 쑤시고 결리는 근육통까지 왔습니다. 우선 추나치료를 하고 침과 저주파 치료를 한 뒤, 놀란 마음을 진정시키기 위한 한약과 종양에 대한 한약을 처방했습니다. 그렇게 사흘 뒤 다시 한의원을 찾아왔을 때, 놀란 마음은 진정되어 있었지만 근육통이 남아 있어 다시 갈근탕을 처방했습니다. 그리고 동일한 추나치료를 했습니다.

한의원을 다니신 지 열흘쯤 되었을 무렵 찾아온 감기도 사흘 치 감기약을 드시고 금세 떨쳐버렸습니다.

이희범 님은 그후 5개월간 2~3일에 한 번씩 찾아와 집중 치료를 받으셨습니다. 댁이 한의원에서 가까운 덕에 의문 나는 점이 있거나 조금이라도 이상이 생기면 수시로 한의원을 드나드셨습니다.

이후 이희범 님은 식단을 현미밥과 생채식으로 완전히 바꾸시고, 손자 손녀가 탈이 나도 먼저 한의원으로 달려오셨습니다. 철저하게 치료법을 따르고 식단을 바꾸자 몸이 눈에 띄게 달라진 것을 깨달은 이희범 님은 의심스러워하는 아들 손에 끌려 병원에 가서 검사해본 결과, 몸에 커다랗게 자리 잡고 있던 암 덩어리들이 흔적도 없이 사라졌다는 이야기를 들었습니다.

이희범 님은 강한 신념으로 판단하고 실천하신 만큼 당연히 좋은 결과를 얻었습니다. 하지만 이희범 님의 남동생은 그러질 못했습니다. 병원에서 폐암 진단을 받고 이희범 님과 같은 치료를 받고 싶어 했지만 자식들의 반대에 부딪혔습니다. 자식들은 무조건 병원에서 수술하고 항암 치료를 받아야 한다고 주장했고, 때문에 남동생 분은 누님을 지켜봤으면서도 반신반의한 마음에 자식들의 말을 따랐습니다. 그리고 미리 정해진 순서에 따라 수술하고, 항암 치료를 받으며 고통을 받아들여야 했습니다.

이희범 님의 시동생도 마찬가지로 간암 진단을 받았는데, 이희범 님이 수술 없이 암이 치료된 것을 잘 알면서도 믿음을 갖지 못했습니다. 그래서 유명하다는 병원, 최고 의사에게 특진을 해 수술을 받고 항암 치료에 들어갔습니다. 이희범 님은 애를 태우며 말려봤지만 생사의 기로에 선 두 사람의 마음을 돌릴 수 없었습니다. 그리고 결국 먼저 떠나보내는 아픔을 겪어야 했습니다.

"안타까워도 제가 어떻게 해볼 방법이 있어야 말이죠. 이 모든 게 운명이라는 생각이 들어요."

이희범 님은 애써 눈물을 삼켰습니다.

이희범 님은 어느덧 살아 있는 전설이 되어, 그분의 사례를 보고 저희 한의원을 수소문해서 오시는 분들이 늘고 있습니다. 이희범 님은 올해 75세인데, 살림은 물론 손주들을 돌보고 직접 운전까지 하시는 등 제2의 인생을 건강하게 보내고 계십니다.

피부암(악성흑색종)

강순단, 1934년생, 여

초진 : 1995년 9월 18일
문진 및 증세 : 피부암. 당뇨. 비만. 위염. 출산 후 어금니 6개 발치.

한의사로서 가장 불편하고 상대하기 힘든 환자가 바로 '가족' 입니다. 가족에게는 객관성을 잃고 감정이 앞서거나, 의무감과 책임감이 가중되어 심리적인 부담이 크기 때문입니다.

제 어머니를 환자로 마주했을 때가 그랬습니다. 평상시에도 위염과 심이지장궤양 때문에 한약을 지어 드시고 골다공증으로 아픈 손목과 발목 때문에 처방을 받으시곤 했지만, 어느 날 피부암 진단을 받았다며 전화를 하셨을 때는 사뭇 마음이 달랐습니다.

아버지가 돌아가신 뒤 고향에서 여동생과 지내고 계신 어머니는 아들 말이라면 팥으로 메주를 쑨다고 해도 믿고 따를 만큼 저에 대한 애정이 깊으셨습니다. 하지만 저는 바쁘다는 이유로 명절 때나 잠깐 뵙고 전화도 자주 드리지 못했습니다. 명절 때도 오래 운전을 하고 찾아가는 아들이 안쓰러워서 "오지 마라. 내가 가면 되지 힘들게 여기까지 오느라고……. 명절 핑계로 한의원 문 닫을 때라도 며칠 쉬어야지. 보고 싶으면 내가 서울로 올라갈게" 하시며 차 막히기 전에 얼른 올라가라고 등을 떠미시는 분이셨습니다.

그런데 피부암, 그것도 예후가 좋지 않다는 악성흑색종 진단을 받으셨다는 말씀을 들으니 그간 제대로 모시지 못한 듯해 죄스러움이 앞섰습니다. 한의원에 환자들이 줄을 서서 기다리는 터라 모시러 가지는 못하고, 서둘러 올라오시라는 말씀을 드리고 전화를 끊었습니다.

그런데 놀랍게도 어머니는 암이라고 하면 충격부터 받는 다른 환자들과 달리 "내 아들이 고쳐줄 텐데 뭐가 걱정이야" 하시며 태연하셨습니다. 그날부터 어머니는 제 집에 머무르시면서 날마다 한의원에서 치료를 받으셨습니다. 젊은 시절, 어금니 여섯 개를 뺀 뒤 방치해둔 탓에 턱관절에 이상이 생겼고, 목뼈 1번과 2번이 어긋나 있었으며, 오른쪽 다리가 짧았습니다. 보행 중에 교통사고를 당해 무릎을 다치신 적이 있고, 등산 가서 미끄러지는 바람에 다리 골절로 오래 고생하신 적도 있었습니다.

어금니가 없어 낮아진 치아가 턱관절 이상을 가져온 상황이었고, 턱관절 이상으로 뇌까지 충분히 혈액이 공급되지 않고 있었습니다. 또한 목뼈가 어긋나 뇌척수액의 생산과 순환도 원활하지 않은 상태였습니다. 게다가 어머니는 과체중에 젊은 시절부터 불면증과 관절염으로 고생하셨습니다. 또한 연세가 드시면서부터 고혈압과 노인성 당뇨까지 생겨 음식에 제약이 따랐습니다.

먼저 추나요법으로 구조를 바로잡았습니다. 턱관절, 목뼈, 두개골을 교정하고 나자 어머니는 몸이 개운하고 눈이 밝아지셨다면서 제 손을 꼭 잡으셨습니다. "네 손이 참 대단하네. 이 손이 보물이야" 하시며 저를 대견해 하셨습니다.

간 해독을 한 뒤 열흘간의 효소단식에 들어갔고, 단식하는 동안 한의원과 집에서 각종 요법을 지키시라고 말씀드렸습니다. 꼬박꼬박 운동하고 풍욕과 냉온욕도 빠뜨리지 말 것이며, 많이 하실수록 좋다고도 말씀드렸습니다. 많이 할수록 좋다는 아들의 말에 어머니는 종일 운동과 풍욕을 하셨습니다. 또한 단식을 하며 지칠 법도 한데 불평 한마디 없으셨습니다. 한약을 처방해 드렸는데, 그것도 시간 맞춰 잘 드셨습니다.

그 덕분인지, 치료 후 보름이 지나서 살펴보니 체중도 줄고, 당뇨도 호전되었으며, 암도 많이 줄어 있었습니다. 그리고 한 달쯤 되자 콧등에 보이던 악성흑색종도 거의 사라지고 없었습니다. 어머니께 다시 한 번 한약을 처방해 꾸준히 복용하시도록 했습니다.

그 힘들었던 순간이 지나 어느덧 9년이 흘렀습니다. 얼마 전 "6개월 전에 크게 놀란 뒤 불면증이 도지고 혈압이 올라 어지럽다"며 어머니께서 서울로 올라오셨습니다. 검사를 해보니 다시 당뇨가 생기고, 발등에 부기가 있었으며, 피부암이 있던 자리가 벌겋게 부어오르는 등 몸 상태가 많이 나빠져 있었습니다. 몸무게도 예전처럼 다시 비만해져 무릎과 발목이 아프다고 통증을 호소하셨습니다.

두개골을 교정하고 효소단식 열흘과 운동요법 등 예전과 같은 치료를 반복할 수밖에 없었습니다. 독소를 빼내고 체중을 줄이며 몸 관리를 잘하면 건강이 제자리로 돌아왔다가, 다시 과식하고 기름진 음식을 먹고 스트레스를 받으면 다시 나빠졌습니다.

한번 건강을 잃으면 그걸 되찾기까지 두 배, 세 배의 시간이 걸리고, 자칫하면 영영 건강을 잃을 수도 있습니다. 잃었던 건강을 되찾은 다음에는 이를 적극적으로 관리해야 합니다. 관리하지 않으면 악순환에서 벗어날 수가 없는 것입니다.

어머니께서는 시골에서 저와 떨어져 사시다 보니 스스로 관리가 힘드셨고, 거기에다 과식하는 식습관 때문인지 좀처럼 질병이 완치되지 않고 있습니다. 그때그때 관찰을 못하고 문제가 커진 다음에야 알게 되어 치료하면 호전되었다가 시골로 돌아가신 뒤 몇 개월이 지나면 다시 악화됩니다. 이제 제 어머니께 필요한 것은 꾸준한 관리입니다.

다른 많은 사례에서 봐왔듯이 질병은 꾸준한 관리 없이는 숨바꼭질을 하듯 숨었다가 다시 나타납니다. 병은 완치되는 것이 아니라 잠시 잠재워두는 것뿐입니다. 그 잠을 깨우지 않도록 꾸준히 건강을 관리하는 게 관건입니다.

악성림프절종양

최주희, 1991년생, 여

초진 : 2002년 2월 15일

문진 및 증세 : 악성림프절종양. 방사선 치료(뇌) 13회.

부작용으로 성장판 닫히고 성조숙증과 체중 15kg 증가.

암은 잘못된 생활습관, 식습관, 고도의 스트레스와 집착에서 발생하는 것으로 알려져 있지만 그렇지 않은 경우도 있습니다. 잘못 살아봤자 얼마나 잘못살고, 스트레스를 받아봤자 얼마나 되랴 싶은 어린아이들도 암 진단을 받습니다.

아이들은 암이 무엇이고 암 진단 후에 어떤 일이 벌어지는지도 모릅니다. 그저 어른들의 판단에 따라 각종 검사를 하고, 수술을 하고, 항암 치료를 받고, 백혈병 치료를 받습니다.

소아암 항암 치료 후 가장 문제가 되는 건 성장 부진과 백혈병 발병입니다. 암세포 제거 수술이 성공적으로 끝나도, 방사선 치료를 받는 과정에서 백혈구 수가 최저로 떨어져 면역력이 약해지면서 질병에 걸릴 위험이 높아지는 것이지요. 아이들의 경우 치료 후 무균실에 입원하거나, 퇴원 후에도 균 발생 요인을 전부 없애야 하는 이유가 여기에 있습니다.

또한 이렇게 일시적으로 떨어진 백혈구 수는 시간이 지나면 점차 제 수치로 회복되는데, 백혈구의 수치가 정상으로 돌아오면 다시 방사선 치료를 반복하면서 백혈구의 수를 인위적으로 조절하게 됩니다. 이 때문에 소아암 환자들은 성장한 이후 백혈병에 걸릴 확률이 매우 높습니다.

또한 항암 치료 과정에서 방사선이 직접 닿은 부분에 세포 성장 문제가 발생해 성장이 멈춰버리는 경우도 있습니다. 이럴 경우 아이들은 암 치료와 함께 성장 부진이나 성장 중단이라는 심각한 인생의 문제까지 맞닥뜨리게 됩니다.

이 문제들을 고스란히 안고 저희 병원을 찾아온 아이가 바로 주희입니다. 주희가 악성림프절종양 진단을 받은 건 초등학교 3학년 때의 일입니다. 태어나서부터 몸이 약했던 주희는 병원을 제 집 드나들 듯 다녔고, 부모님들이 새벽에 아이를 안고 응급실로 뛰어가기 일쑤였습니다. 밥을 먹은 뒤에는 약 챙겨 먹는 게 일과가 되어버렸습니다.

그런데 언제인가 코감기가 심하게 걸려 비염이 생겼습니다. 비염 치료를 해봤지만 낫기는커녕 축농증이 되었고, 그것이 결국 중이염으로까지 확대되었습니다. 처음에는 강도 낮은 항생제를 사용했지만 그것으로 효과가 없자 점점 강도를 높였고, 항생제와 소염제 양이 많아지고 섭취 기간도 길어졌습니다. 이후 주희는 잘 낫지 않는 감기와 폐렴 등의 각종 합병증으로 정밀 검사를 받았고, 결국 악성림프절종양 진단을 받았습니다. 즉 림프절에 종양이 생겨 백혈병이 발병한 것입니다. 이는 면역과 관계된 활동을 하는 림프절이 종양 때문에 제 역할을 못해 백혈구가 급속도로 증가한 경우입니다. 본래는 자연스런 현상이지만, 주희의 경우는 백혈구의 양이 너무 많아져 다시 병이 되어 버렸습니다. 백혈병 또한 일종의 혈액암입니다.

주희는 악성림프절종양과 백혈병을 치료하기 위해 그 길로 병원에 입원했습니다. 수술을 하고, 항암 치료를 받고, 방사선 치료까지……. 학교에도 못 가고 병원에서 15개월을 보내야 했습니다. 친구들이 병문안을 와도 만날 수 없었고, 항암 치료로 면역력이 떨어져 음식도 마음대로 못 먹고 마스크를 쓴 채 소아암 병동만 빙빙 돌며 창밖을 통해 계절 변화를 지켜봐야 했습니다.

그렇게 다행히 15개월의 입원 치료 후 종양은 사라졌습니다. 그런데 각종 검사 후 의사들이 말했습니다. "이미 말씀드렸듯"을 강조하면서 말입니다.

"현재 주희가 방사선 치료 부작용으로 성장판이 닫히고 성조숙증을 보이고 있습니다."

치료가 끝났을 때 초등학교 5학년인 주희는 약 부작용으로 몸무게 15kg이 늘어 키 136cm에 몸무게 38kg였습니다. 또한 성조숙증으로 이미 가슴이 봉긋해지고 초경이 왔습니다. 그 상태로 성장을 멈춰 버린다면 어른도 아이도 아닌 채로 평생을 살아야 하는 상황이었습니다.

주희의 부모님은 하늘이 무너지는 것 같았습니다. 암이 없어져 이제 겨우 한숨 돌릴 만했는데 또다시 청천벽력 같은 소식을 들은 것입니다.

그러던 와중 두 분께서 저희 한의원을 소개 받으셨습니다. 요즘은 인터넷에 같은 질병을 앓고 있는 분들끼리 커뮤니티가 잘 형성되어 있습니다. 특히 불치병, 난치병 환자들끼리 경험과 정보를 공유하며 서로를 의지합니다. 그런데 한 어머니가 인터넷 커뮤니티에 저희 한의원을 소개하면서, 소아암인 딸아이가 치료를 받은 뒤 지금은 건강하게 잘 지내고 있다는 글을 올린 것입니다. 그 글이 올라온 뒤로 저희 병원에는 전화통에 불이 날 정도로 문의 전화가 많이 걸려왔습니다. 부모 본인의 일이라면 모를 텐데 자식의 일이다 보니 더 열성인 모양입니다. 못미더워 확인 전화를 하시는 분, 치료 내용을 꼬치꼬치 물어보시는 분, 원장님과 당장 약속을 잡아달라고 하는 분 등 전화가 넘쳐서 직원들도 진땀을 뺐습니다. 자식이 아프다는데, 죽을지도 모른다는데 부모 마음이 오죽하랴 싶었습니다. 흔히 소아암 환자의 부모들은 "내 목숨과 자식 목숨을 바꿔주세요"라고 기도한다고 합니다. 목숨을 주어도 아깝지 않은 게 자식이니까요.

주희 어머니도 그러셨습니다. 오랜 병간호로 지쳐서인지 웃음기 하나 없이 힘없이 오셔서 상담을 했습니다. 이미 닫혀버린 성장판을 다시 열 수 있는 건지, 이미 시작된 성조숙 증상을 어떻게 해야 할지 난감하셨을 것입니다. 병원에서는 여러 치료 방법을 소개하면서, "하지만 이번에도 부작용이 있을 수 있다"고 덧붙였다고 합니다.

그래도 주희 어머니는 용감하신 편입니다. 대부분의 부모님들은 부작용을 감수하고서라도 병원의 의견을 따릅니다. 그 외에는 방법이 없다고 생각하기 때문입니다. 병을 중심에 두고 그것만 바라보니 다른 건 안 보이는 셈입니다.

하지만 병은 결과일 뿐 근본적인 원인이 아닙니다. 원인이 있기 때문에 결과가 나온 것이지요. 원인을 없애지 않으면 끊임없이 재발하게 됩니다.

저는 가끔 "빈대 한 마리 잡으려다가 초가삼간 다 태운다"라는 속담을 떠올립니다. 빈대가 있다면 깨끗이 청소하고, 깨끗이 씻고, 가재도구들을 햇볕에 널어 빈대가 살 수 없는 환경을 만들면 될 일입니다. 그런데 빈대 한 마리 잡겠다고 독한 약을 뿌려대고 초가삼간을 태워야 할까요.

주희를 진찰해보니 턱관절에 이상이 있었고, 1번 경추가 어긋나 있었습니다. 턱 관절이 뒤로 밀려들어가 뇌로 올라가는 혈관을 누르고 있어 뇌 혈액 공급에 문제가 있었습니다. 우리 몸의 면역과 균형을 유지해주는 호르몬은 뇌의 뇌하수체에서 분비됩니다. 그런데 턱관절이 어긋나서 혈액 공급이 원활하지 않으면 뇌하수체가 제대로 역할을 하지 못해 림프절에도 문제가 생길 수 있습니다.

먼저 추나요법으로 주희의 턱관절과 경추, 두개골을 바로잡았습니다. 또한 그간 쌓인 독소를 제거하는 게 시급해서 해독약, 그리고 면역력 향상을 위해 가미공칠탕을 처방하였습니다. 그리고 집에 돌아갈 때 턱관절 보조 장치를 주며 하루 8시간 이상 입에 물고 있으라고 했습니다.

그날부터 열흘 동안 단식 치료를 시작했습니다. 단식은 몸의 독소를 가장 빨리 제거하는 방법이기 때문입니다. 하지만 아이들은 어른과 달리 단식을 견디기 어렵습니다. 눈앞에 음식이 보이면 우선 먹고 싶다는 욕구가 앞서서 손부터 내미는 게 아이들입니다.

그러나 주희는 달랐습니다. 이미 병원에서 15개월 동안 항암과 방사선 치료를 받아온 만큼 단식 정도는 고통으로 느끼지 않았습니다. 단식을 해서 다시는 병원에 안 갈 수만 있다면 그보다 더 좋은 일이 어디 있겠습니까.

단식 후 주희는 몸무게가 4kg 줄고 혈색이 훨씬 나아졌습니다. 병원에 올 때마다 추나요법으로 턱관절, 목뼈, 두개골을 맞추면 금세 얼굴에 생기가 돌았습니다. 턱관절 보조 장치를 한 덕분에 혈관 눌리는 증상도 조금씩 개선되고 있었습니다. 치료 2개월쯤 들어, 주희의 몸이 영양을 제대로 소화·흡수할 만한 조건이 되자 성장약을 처방하였습니다. 물론 기존 탕약은 그대로 함께 먹도록 했습니다.

그로부터 다시 2개월이 지난 다음 다시 한 번 청혈 해독약을 처방해 편식으로 몸에 쌓인 독소를 배출하도록 한 뒤 녹즙을 먹도록 했습니다. 처음부터 많은 양을 먹으면 탈이 나므로 오전과 오후로 나누어 반 컵 정도만 먹도록 했습니다. 주희는 녹즙을 먹은 다음부터 몸에 활기가 생기고 기분도 좋아졌다고 했습니다. 이번에는 전반적인 체력 회복과 면역력 향상을 위해 가미십전대보탕과 환약을 처방했습니다.

성장약을 계속 복용한 탓인지 주희의 키가 크기 시작했습니다. 처음 1cm 컸을 때도 신기했는데, 성장약을 복용한 8개월 뒤에는 5cm나 더 커서 141cm가 되었습니다. 키는 컸지만 몸무게는 오히려 1kg이 줄었습니다. 항암 치료를 받는 동안 늘었던 15kg의 몸무게가 독소가 빠지며 함께 줄어들고 있었던 것입니다.

일반 아이도 아니고 성장판이 닫혔다는 진단을 받은 아이가 이 정도의 성과를 보이다니 신기하고 감사할 따름이었습니다. 한창 외모에 관심을 가질 나이가 된 주희는 한의원에 오면서부터 예뻐졌다고 싱글벙글했습니다.

그렇게 한 해가 가고 다음해가 밝았습니다. 겨울에 잠깐 감기에 걸려 삼소음 열흘 치를 먹은 것 외에는 별다른 이상 없이 건강하게 지냈습니다. 치료 1년째 되었을 때 또 한 번 청혈 해독약을 처방하고, 꾸준한 효과를 보이는 가미십전대보탕과 환약, 성장약을 먹도록 했습니다.

주희는 항암과 방사선 치료를 받으러 갈 때는 안 간다고 울며 떼를 썼는데, 한의원에 올 때는 먼저 나서서 옷을 차려 입는다고 했습니다. 키가 조금씩 자라고 살이 빠지면서 자신이 예뻐지는 걸 느꼈기 때문입니다.

방사선 치료 기간 동안 빠졌던 머리카락도 어느덧 짧은 커트머리만큼 자랐습니다. 2~3개월에 한 번씩 병원에 올 때마다 주희는 얼굴이 빨개지도록 웃었습니다.

6학년 수학여행을 다녀온 뒤 주희가 한의원에 왔습니다. 키 148cm, 몸무게 48kg였는데, 수학여행을 다녀온 뒤로 살이 쪘다면서 46kg으로 줄여서 기록해달라고 수줍게 웃었습니다. 136cm에서 더 이상 클 수 없다던 아이가 3년 여 만에 12cm나 더 컸으니 앞으로 영양 관리를 어떻게 하느냐에 따라 얼마든지 더 클 가능성이 있습니다.

주희의 어머니께서는 거듭 감사하단 말씀을 하시다가 끝내 눈물을 글썽거리셨습니다.

"내가 뭘 잘못해서 우리 딸이 저렇게 고통 받나 마음고생이 많았습니다. 그런데 이제는 내가 잘해야겠다, 그래서 우리 딸이 살아가는 데 불편함이 없도록 현명하게 행동해야겠다는 생각이 들어요. 감사합니다, 원장님!"

보호자들의 그런 인사를 받을 때면, 같은 자식 둔 부모의 입장에서 가슴이 뭉클합니다. 부디 세상의 모든 어른도 아이도 아프지 않고 건강을 잘 지켜나가길 바랄 뿐입니다.

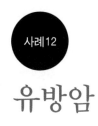

사례12

유방암

정복자(가명), 1951년생, 여

초진 : 2008년 7월 28일
문진 및 증세 : 유방암 3기. 당뇨. 고지혈증

세계적인 아이스크림 회사 베스킨라빈스의 유일한 상속자가 거액의 상속을 포기하면서까지 "아이스크림은 건강을 해치는 독이다"라는 선언을 했습니다. 이걸 보면서 사태를 어떻게 받아들여야 할지 생각이 많았습니다.

이 아들은 세계적인 아이스크림 회사의 사장이지만 항상 비만과 당뇨, 고혈압에 시달리며 잔병치레를 했던 아버지를 보면서 건강하게 살아가는 법에 대해 고민하기 시작했습니다. 그리고 자신이 가장 잘 알고 있는 베스킨라빈스 아이스크림이 어떻게 만들어지는지 그 진실을 밝히고, 단호하게 "아이스크림은 독"이라고 정의했습니다.

과연 우리나라에서라면 가능했을까요? 모 기업의 회장 아들이 어느 날 인터뷰를 자청해 "우리 회사에서 생산하는 제품은 형편없는 쓰레기입니다. 그러니 절대 사먹지 마세요"라고 말한다는 걸 상상이나 할 수 있을까요? 다른 사람도 아니고 아들이요? 아마도 정서적으로든 전통적으로든 불가능한 일일 것입니다.

아이스크림을 즐겨 먹던 사람도, 설사 그렇지 않았던 사람도 이 얘기를 들은 후에는 영향을 받았을 것입니다. 다른 사람도 아니고 그 상속자가 한 말이니 신뢰 높은 정보로서 작용했겠지요.

이렇듯, 세상을 살다 보면 가끔씩 아이러니한 일을 겪게 됩니다. 병원에서 근무하시는 분들이 쭈뼛쭈뼛 한의원 문을 열고 들어설 때가 그렇습니다.

병원에서 오래 근무하면서 실상을 봐온 분들은 큰 질병과 마주했을 때 두가지 양상을 보입니다. 잘 아니 익숙한 방법을 선택하느냐, 너무 잘 알아서 그 방법을 피하느냐 둘 중에 하나입니다. 저희 병원에 오시는 분들은 후자 쪽입니다.

정복자 님은 병원에서 간호사로 오래 근무하다가 퇴직하신 분입니다. 병원에 계시면서 암 제거 수술, 항암, 방사선 치료 등을 받는 환자를 수없이 보았습니다. 그리고 고통 앞에서 무너지는 환자들을 보면서, 만약 자신이 암에 걸린다면 항암 치료는 절대 받지 않겠다고 다짐했다고 합니다. 아마 주변에서 항암 치료를 받거나 말기 암으로 고통 받는 사람을 보신 분이라면 정복자 님의 말씀을 십분 이해할 것입니다.

질병은 안하무인이라 위아래도 안 가리고, 부나 명예도 안 보고 마구잡이로 덤벼듭니다. 봐주거나 대충 넘어가는 법이 없습니다. 정복자 님이 몸의 이상을 느끼고 병원을 찾았을 때는 이미 왼쪽 유방에 커다란 혹이 잡히고 있었습니다. 병원에서는 유방암 3기 판정을 내렸습니다. 정복자 님은 2년 전부터 당뇨병 때문에 약을 먹었는데, 그 합병증으로 고지혈증이 생겨 고지혈증 약도 함께 먹고 있었습니다.

정복자 님은 암세포 증가 속도가 너무 빨라서 당장 수술하지 않으면 전이

될 것이 확실하다는 말을 듣고, 일단 수술로 암세포를 제거하기로 했습니다. 이후 병원에서는 항암 치료 계획을 잡았지만 정복자 님은 평소 생각에 따라 항암 치료를 거부하고 퇴원했습니다. 그리고 소신껏 한의원을 찾아갔고, 그 한의원에서 다시 저희 한의원을 소개받았습니다.

정복자 님을 진찰해보니 턱관절에 이상이 있고 앞쪽 치아들이 들쭉날쭉했습니다. 목뼈 2번과 7번이 어긋나고, 오른쪽 다리가 짧았으며, 몸에 어혈이 정체되어 있었습니다. 키를리안 사진 촬영으로 생체 에너지를 살펴보니, 유방 절제술을 한 뒤라서 그런지 가슴 쪽 기운이 끊어져 있었습니다. 머리, 아랫배도 에너지 상태가 좋지 않았습니다. 기본 검사를 마친 뒤 추나요법으로 목뼈, 턱관절, 두개골을 교정하고 청혈 해독약을 처방하였습니다.

다음날 한의원에 오신 정복자 님은 청혈 해독약을 먹은 뒤에 노폐물을 많이 배출한 덕분인지 몸이 한결 가볍다고 했습니다. 저주파 치료, 온열 치료를 한 다음 10일간의 효소단식에 들어갔습니다. 손쉽게 할 수 있는 운동을 알려드리고, 하루 중에 수시로 반복하도록 했습니다.

단식 일주일째, 정복자 님은 혈당이 떨어지면서 기운이 없다고 불안해 하셨습니다. 심리적으로 불안감을 느끼면 치료에 적극적으로 임할 수 없는 만큼 단식을 끝내고 회복식을 하기로 했습니다. 미음과 죽을 먹고 나자 혈당이 정상으로 돌아오면서 기운이 좀 나는 듯했습니다.

그러나 아무리 죽이라고 해도 단식 후 과식은 반드시 탈이 나게 마련입니다. 정복자 님은 욕심을 부리면서 죽을 두세 공기씩 드셨다가 아니나 다를까 그날 저녁부터 배가 꾸르륵거리며 먹은 것들을 촥촥 쏟아냈습니다. 정복자 님께 다시 미음을 드시도록 한 다음, 분량을 꼭 지켜 드시라고 신신당부했습니다.

회복식 나흘째, 이번에는 식사를 하시기 전에 녹즙을 조금씩 드시도록 했습니다. 회복식에서 녹즙을 드시는 분들의 공통점은, 금세 눈이 밝아지고 기운이 나면서 기분이 편안해진다는 것입니다. 정복자 님은 이대로라면 굳이 일반식을 하지 않아도 될 만큼 상태가 좋다면서 밝은 모습을 보였습니다. 그리고 회복식까지 모두 마친 날, 점심으로 두유를 드시고 저녁부터 소량으로 현미잡곡밥에 생채식을 하도록 했습니다. 그리고 일반식이 가능해지자 환약을 처방했습니다. 이 환약은 폐 기능을 강화해주어 주로 폐암 환자들에게 처방하는 환약입니다.

여기서 잠시 청혈 해독에 대해 설명 드리겠습니다. 여러 내장기관 중에서도 간은 전체 장기가 하는 일의 80% 이상을 담당합니다. 그래서 간이 제 몫을 다하지 못하면 다른 장기들도 제대로 활동하지 못하고, 심지어는 목숨을 좌우하는 치명적 문제가 생기도 합니다. 따라서 가능하면 간에 쌓인 독소를 주기적으로 청소해주는 것이 좋은데, 특히 큰 병을 앓고 난 이후, 수술 이후, 과식·과음·과로가 반복되는 분들은 반드시 청혈 해독을 권합니다.

정복자 님도 치료 기간 동안 총 3회 청혈 해독약을 복용했습니다. 청혈 해독을 하면 피가 맑아져 생혈구 검사를 했을 때 좋아진 건강 상태가 한눈에 보입니다. 한약을 복용해도 간과 장에 노폐물이 쌓여 있으면 약효가 제대로 발휘되지 않아 효과를 보기 어렵습니다. 약효를 높이기 위해서라도 몸 안의 독소를 먼저 깨끗이 배출할 필요가 있습니다. 그렇게 청혈 해독을 한 다음 정복자 님께 탕약을 처방했습니다.

체력이 조금씩 회복되면 그 다음에는 유산소 운동과 근력 운동을 통해 체력 관리에 들어가야 합니다. 운동은 큰 비용이 들거나 장소의 제약을 받으면 오래 유지하기가 어렵습니다. 언제 어디서나 부담 없이 할 수 있는 운동을 선택해 꾸준히 반복하는 것이 핵심입니다. 줄넘기, 윗몸일으키기, 팔굽혀펴기, 스트레칭 등을 권장할 만한데, 정복자 님은 그중에 줄넘기를 선택했습니다.

"첫 번째 목표는 100개를 하는 거예요. 100개를 무리 없이 하게 되면 그다음에는 200개, 300개, 400개…… 이런 식으로 100개씩 늘려 나갈 거예요. 제 최종 목표가 몇 개인지 아세요?"

"많이 하시는 것도 좋지만, 100개든 200개든 꾸준히 하셔야 효과가 있습니다."

"물론이죠. 1천 개를 채운 다음에는 날마다 1천 개씩 할 거예요. 그게 제 목표예요."

이처럼 운동도 목표와 계획을 세워서 하는 게 훨씬 효과적입니다. 정복자 님은 줄넘기 400회를 했다고 기뻐하신 지 한 달 만에 1천 개의 목표를 달성했습니다. 평일에는 줄넘기를, 주말에는 남편과 등산을 하면서 건강관리를 시작하자 비만이었던 몸무게가 정상으로 돌아오고 근력도 좋아졌습니다.

정복자 님은 최근 자녀들이 호주로 이민을 가는 바람에 주로 호주에 계시는데, 6개월마다 저희 한의원에 오셔서 진료를 받고 필요한 약이 있으면 처방을 받아 가십니다. 아직도 턱관절 문제가 완전히 해결되지 않았고 어금니의 좌우 높이가 달라 꾸준한 치료와 교정이 필요한 상태지만, 스스로 관리를 잘하고 계셔서 예후를 지켜보고 있습니다.

직장암

남인순(가 명), 1941년생, 여

초진 : 2008년 10월 20일
문진 및 증세 : 직장암. 수술 후 방사선 치료 28회. 항암치료 3회.
30년 동안 위궤양으로 치료 받음.

전혀 불편 없이 살다가 어느 날 혈변이나 골반 통증 때문에 병원에 갔다가 직장암이라는 진단을 받는 분들이 많습니다. 이처럼 직장암은 자각 증세가 없어서 병이 상당히 진행된 다음에야 발견됩니다.

근래 직장암이 많이 발병하는 원인으로 식생활 패턴의 변화가 꼽힙니다. 예전에는 동네잔치 때만 고기를 맛볼 수 있었는데, 요즘은 흔하디흔한 게 고기입니다. 심지어 수입개방 이후로는 상추 한 근 값보다 삼겹살 한 근 값이 더 쌀 때도 있습니다. 조리법도 간단해서 맞벌이 부부가 늘어가는 현대에 손쉽게 한 끼 해결할 수 있는 메뉴가 육류입니다. 아이들도 가장 좋아하는 음식을 꼽으라면 대부분 육류를 꼽습니다.

과도한 육류 소비는 비만과 콜레스테롤 수치 같은 눈에 보이는 문제뿐만 아니라 사회 전반적으로도 심각한 문제를 일으킵니다. 2004년 세계보건기구 통계에 의하면 인간에게 새롭게 발생하는 질병 중에 75%가 동물을 통해 전염된다고 합니다. 또한 전체 심장혈관질환 사망자의 85%, 전체 암 사망자의 60%, 당뇨병 사망자의 50%가 육식과 관련해 사망한 것으로 집계되었습니다. 이러한 사망 통계가 전체 질병 사망자의 71.5%나 된다고 하니, 식습관이 건강과 수명에 얼마나 큰 영향을 미치는지를 알 수 있습니다.

아이들의 경우는 더 심각합니다. 초등학생 열 명 중 서너 명은 아토피를 앓고 있습니다. 아토피는 식습관과 더불어 생활환경이 원인인데, 즉 식습관을 바꾸고 생활환경을 개선하면 아토피가 치료될 수 있다는 뜻입니다. 하지만 학교급식 식단은 수입육과 가공육 위주로 짜여 있고, 간혹 인스턴트식품으로 대체되기도 합니다. 이 음식을 먹고 자란 아이들은 훗날 길들여진 입맛대로 육류를 더 많이 소비하게 될 것이며, 그에 따라 더 많은 질병을 겪게 될 것입니다.

이처럼 채식 위주 식단이 육식 위주 식단으로 변화하면서 가장 많이 발병하는 병이 직장암입니다. 인간은 치아와 장의 구조로 볼 때 채식에 적합한 신체 구조입니다. 실로 육식동물은 소화기관이 짧고, 소화액이 강한 산성이며, 땀샘이 발달하지 않았습니다. 또한 육식에 적합하도록 턱과 송곳니가 발달했습니다. 육류는 빨리 부패해 장 안에 오래 머무릅니다. 따라서 장이 짧아야 찌꺼기가 빨리 빠져나가 피의 오염을 막을 수 있습니다. 또한 소화기관이 짧다 보니 소화액이 강한 산성이어야 빨리 소화시켜 몸 밖으로 배출할 수 있습니다. 또한 땀샘이 발달하지 않은 건 육식 동물들 대부분이 밤에 사냥하기 때문입니다.

반면 초식동물은 어금니가 발달하고, 소화기관이 길며, 피부로 땀을 배출합니다. 발달한 어금니로 섬유질을 잘게 부수고, 씹는 동안 침샘을 자극해서 소화효소를 분비하고, 초식은 쉽게 부패하지 않으니 소화기관도 깁니다. 그러다 보니 육식을 할 경우 찌꺼기가 오랫동안 장에 머물며 부패해서 많은 양의 독소가 발생합니다.

주머니에 음식 쓰레기를 가득 채운 다음 36.5℃로 이삼일 동안 꾸준히 가열한다고 생각해보십시오. 악취가 풍기고 온갖 세균이 득실거리게 될 것입니다. 그게 현재 우리들의 배 속입니다. 그러므로 가끔씩 장을 깨끗이 청소하지 않으면 병이 생기는 게 당연한 일입니다.

남인순 님이 직장암 2기 진단을 받은 것은 위궤양 검사를 하러 가서였습니다. 30년 전부터 위궤양을 앓고 있어 주기적으로 검사를 하고 약을 처방받았던 것입니다. 그간 위장에 탈이 날까 봐 걱정했지 설마 직장에 문제가 있으리라고는 생각도 못했습니다. 가끔 혈변을 보거나 아랫배가 많이 아팠지만 치질 때문이겠거니 대수롭지 않게 넘어갔습니다.

직장암이란 진단을 받은 뒤, 변을 보고 나서 뒤를 닦다가 문득 손가락을 넣어봤는데 딱딱한 살덩어리 같은 게 잡혔습니다. 그것이 암세포인가라는 생각과 함께, 이것만 잘라내면 다 낫지 않을까 하는 단순한 생각에 남인순 님은 수술을 결심했고, 수술 뒤 곧바로 방사선 치료에 들어가서는 일주일에 다섯 번, 한 달 반 동안 방사선 치료를 28회나 받았습니다.

그렇게 방사선 치료를 받으며 남인순 님은 혀 감각이 마비되고 속이 울렁거려 밥을 먹을 수가 없었습니다. 아니, 온몸이 타들어가는 고통 때문에 설사 속이 좋았어도 한 숟가락도 못 먹었을 것입니다. 한 가지 더 힘들었던 것은, 수술 후 거동이 힘든데 시도 때도 없이 변이 나오고, 반면 소변은 잘 나오지도 않을 뿐더러 소변 본 뒤 방광이 뻐근하고 불쾌하다는 점이었습니다.

사실 남인순 님은 처음부터 병원 치료가 싫었습니다. 연세가 있다 보니 주변에서 암 환자들을 많이 보았고, 친한 친구들도 하나둘 암으로 세상을 떠난 것입니다. 그래서 "암은 일단 빛을 보고 칼이 닿으면 우후죽순처럼 쑥쑥 커버린다"는 생각을 가지고 계셨습니다.

그러나 나이를 먹고 경제적인 능력을 상실하면 발언권이 약해지는 게 현실입니다. 더군다나 암 치료처럼 큰돈이 들어가는 일을 결정할 때는 병원비를 책임질 자식의 결정에 몸을 맡길 수밖에 없습니다. 그러나 현대의학을 맹신하는 요즘 같은 세상에 한의원에서 암 치료를 하겠다는데, 선뜻 "네, 어머니 뜻대로 하세요" 할 자식이 몇이나 되겠습니까. 더구나 병원에 가면 암 진단 시 의료비 부담이 5%밖에 되지 않으니 쉽게 병원으로 발길을 돌리게 될 수밖에 없습니다. 남인순 님 또한 가족의 반대로 치료는 받지 못하시고 가끔 와서 상담만 받으셨습니다.

그렇게 1년이라는 세월이 가나 싶던 어느 날, 남인순 님은 서 있기도 힘든 상태가 되어 한의원을 찾으셨습니다. 수술 후 방사선 치료, 항암 치료까지 받고 회복해가던 중 갑자기 허리가 시큰거려서 주저앉았다고 했습니다. 왼쪽 골반도 으스러질 것처럼 욱신거린다고 했습니다.

자세히 진찰해보니 면역력이 많이 약해진 데다 골다공증이 심했고, 턱관절에도 이상이 있었습니다. 목뼈 1번과 2번이 어긋난 데다 오른쪽 다리가 짧았고, 입 안을 보니 혀가 왼쪽으로 휘어 있었습니다.

"어제까지 잘 지내시다가 갑자기 편찮으신 거예요?"

"네. 기력이 없긴 했어도 이렇게 허리하고 엉치 쪽이 끊어질 것처럼 아프긴 처음이에요. 그간 살살 아프긴 했어요. 그래도 누워서 쉬면 나아지기에 그냥 그러려니 했죠."

"몸에 어혈이 심한데…… 혹시 부딪히거나 넘어지거나 한 외상은 없었습니까?"

"두 달쯤 전에 교통사고를 당했어요. 그때 머리하고 목이 아파서 병원에 가서 CT를 찍어 봤는데, 아무 이상 없다고 하더라고요."

일단 눈에 띄는 외상은 없다 해도, 골다공증이 있는 노인들은 신체적 충격이 오래 후유증으로 남게 마련입니다. 아마도 교통사고 이후 어혈이 생기고 그것이 정체되면서 허리와 골반에 무리를 가져온 것으로 보였습니다.

추나요법으로 목뼈와 턱관절, 두개골을 교정한 뒤 턱관절 보조 장치를 처방했습니다. 직장암 수술을 하신 남인순 님께 가장 필요한 것은 식이요법이었습니다. 과식을 피하고 현미잡곡밥과 생채식 위주의 건강 식단을 유지해야 재발이나 전이를 방지할 수 있기 때문입니다.

청혈 해독을 한 뒤, 처음 일주일 동안은 하루 두 끼 생식을 드시면서 채소를 충분히 섭취하도록 했습니다. 앉아서가 힘들다면 누워서라도 몸을 움직여 운동을 하시도록 했습니다. 누워서 하는 운동 중에는 붕어운동과 합장합척운동, 모관운동이 있습니다. 몸에 무리가 가지 않는 선에서 반복해주면 금방 효과가 나타납니다.

남인순 님께 한 달에 두 번 이상은 한의원에 오셔서 치료를 받는 게 좋겠다는 말씀을 드린 뒤, 속이 쓰리다고 하시기에 오패산을 보름치 처방했습니다. 그런데 집으로 돌아가신 지 얼마 지나지 않아 전화가 걸려왔습니다. 운동 삼아 등산을 갔다가 내려오는 길에 계단에서 엉덩방아를 찧었다고 했습니다. 병원에 가서 MRI를 찍어 봤더니 천골에 골절이 생겨서 근처에 작은 뼈 조각들이 깨져 있고 다른 곳에도 금이 가 있는 상태라고 했습니다.

골다공증은 뼈를 속 빈 강정으로 만드는 터라 살짝만 충격을 가해도 쉽게 골절이 생깁니다. 특히 노인들의 경우 뼈가 부서지면서 혈관에 출혈을 일으켜 염증을 동반하면서 사망에까지 이를 수 있습니다.

남인순 님은 몸을 좀 움직이게 되자 저희 한의원으로 발길을 하셨습니다. 진료 후에 추나요법으로 턱관절, 목뼈를 맞추고 허리 쪽도 위치를 교정해드 렸습니다. 그리고 효소와 한약을 처방한 뒤 1일 2식의 현미잡곡밥을 드시도 록 했습니다.

남인순 님은 항상 재발과 전이에 대한 불안감을 갖고 계셨습니다. 아랫배 나 골반이 아프면 덜컥 겁이 나서 전화를 하셨습니다. 조금만 움직여도 기 운이 없고 식은땀이 나며, 심지어는 아침에 일어면 이부자리가 땀으로 흠뻑 젖어 있다고 걱정이 이만저만이 아니셨습니다. 암은 발병에서 수술, 치료까 지 무엇보다 마음의 안정이 중요하기 때문에 전화로라도 상담을 자주 하면 서 안심을 시켜 드렸습니다.

남인순 님은 한약을 복용하고 각종 운동을 하면서 식단을 현미 생채식으 로 바꾼 뒤 몸의 변화를 스스로 느끼셨습니다. 무엇보다 때때로 상담해주고 응급 시 도움을 받을 수 있다는 믿음 때문인지 제 말을 잘 따르셨습니다. 가 끔 병원에 가서 검사를 하고 계신데 암 세포는 보이지 않고 몸도 많이 건강 해졌다면서 기뻐하셨습니다. 게다가 이제는 본인이 적극 나서서 주변 분들 의 식탁을 바꾸는 전도사가 되어 많은 이들에게 열심히 건강 비법을 알려주 고 계십니다.

자궁근종

조은일, 1958년생, 여

초진 : 2008년 11월 21일
문진 및 증세 : 자궁근종 2개. 갑상샘 기능 저하. 성대 결절. 뒷목 통증.

사람의 신체 리듬은 낮에 활동하고 밤에는 자도록 되어 있습니다. 특히 밤 11시부터 새벽 2시까지는 반드시 자야만 호르몬 분비와 신진대사에 문제가 생기지 않습니다. 그래서 그 시간에 주로 활동해야 하는 직업을 가진 분들은 건강을 해치기 쉽습니다.

조은일 님의 직업은 야간 업소에서 피아노 치는 일이었습니다. 그러다 보니 밤낮이 뒤바뀐 생활을 했고, 낮에는 잔 것 같지가 않아 늘 피곤했습니다. 면역력도 약해져서 툭하면 감기에 걸리고, 늘 소화불량이었으며, 눈이 심하게 가렵고 튀어나올 것처럼 아팠습니다.

조은일 님은 몇 해 전 자궁근종 두 개가 발견되었습니다. 병원에서는 크기가 크지 않으니 당장 수술할 필요는 없고, 해마다 검진을 통해 근종 크기를 확인하기만 하면 별 문제가 없을 거라고 했습니다. 자궁근종도 그렇지만, 언제부터인가 목 뒤가 뻐근하고 찌르는 통증도 생겼습니다. 갑상샘 기능도 떨어져서 조금만 활동해도 피곤하고 먹는 양에 비해 살이 쪄서 고도비만 상태였습니다. 성대 결절로 목소리도 맑지 않았고, 치아는 들쭉날쭉했으며, 위아래 치아가 제대로 맞물리지 않았습니다. 친찰을 해보니 턱관절에 이상이 있고, 목뼈 1번과 2번, 6번이 어긋나 있었습니다.

추나요법을 통해 턱관절, 목뼈, 두개골을 교정하고 턱관절 보조 장치를 하루 8시간 이상 하도록 처방했습니다. 그런 다음 심하게 정체되어 있는 어혈을 풀기 위해 청혈 해독약을 처방하였습니다.

며칠 뒤 청혈 해독을 한 뒤 다시 한의원을 찾았기에 생혈구 검사를 해보았더니 피가 맑아졌습니다. 추가 해독을 위해 아로마 배농 마사지, 각탕, 온열 치료를 추가로 한 다음 효소단식에 들어갔습니다.

열흘간의 효소단식을 하면서, 몸이 가볍고 머리가 맑아 좋긴 한데 가끔 어지럽고 기운이 없다고 했습니다. 하지만 단식을 모두 마친 다음에는 어지럼증과 무기력도 사라져서 최상의 컨디션을 보였습니다. 며칠 뒤 감기 기운이 있다면서 한의원에 오신 조은일 님께 갈근탕과 삼소음 사흘 치를 처방하였습니다.

그런 뒤 한동안 소식이 없었습니다. 자주 오던 환자가 오지 않는 이유는 두 가지입니다. 몸이 건강해져서 올 필요가 없거나 생을 달리한 경우입니다. 조은일 님은 심하게 악화된 상태가 아니었기 때문에 무소식이 희소식이려니 생각했습니다.

조은일 님이 한의원을 다시 찾은 것은 두 달이 조금 더 지나서였습니다. 방광염 때문에 소변 볼 때 따끔거리는 증상이 있고, 예전처럼 뒷목이 뻐근해서 견디기 힘들다고 했습니다. 몸에 염증이 있고 또다시 어혈이 정체되어 있기에 활혈생기탕을 처방했습니다.

그 이후 감기 때문에 한 번, 아랫배가 아파서 한 번 한의원을 찾아왔을 뿐 특이할 만한 증상이 없이 8개월을 지냈습니다.

어느 날 조은일 님이 식은땀을 뻘뻘 흘리며 진료실로 들어오셨습니다. 원래 술을 못 마시는데, 며칠 피곤한 상태에서 막걸리를 한 잔 마셨다고 했습니다. 그때부터 아랫배가 살살 아팠지만 낫겠지 싶어 참았는데 점점 더 아프다는 것입니다.

견딜 수가 없어서 단골 산부인과로 갔더니 골반 내막 염증이 알코올 때문에 급성 화농으로 진행되어 응급 상황이 발생했다고 했습니다. 그간 골반 내막염 때문에 산부인과를 다니며 약을 복용했는데, 어느 순간 약이 더 듣지 않게 된 것입니다. 이에 병원에서는 염증 박테리아가 내성 강한 슈퍼박테리아로 변했으니 수술밖에는 방법이 없으며, 그것도 응급 상황이라 큰 병원으로 가서 24시간 안에 수술을 하지 않으면 목숨이 위험하다고 했습니다.

조은일 님은 그 길로 저를 찾아오셨습니다. 황급히 진찰을 해보니 아랫배는 통증 때문에 손도 못 댈 지경이었습니다. 열이 많이 올라 온몸이 뜨겁고 얼굴도 붉게 물들어 있었습니다.

응급조치로 가장 빠르고 효과가 있는 것이 관장과 발포요법입니다. 커피관장은 장내 염증 해소와 해독에 즉각적인 효과가 있고, 발포요법은 몸에 한약재를 붙인 뒤 4시간 정도 찜질을 해서 독소를 빼내는 것으로 단시간에 효과를 볼 수 있는 방법입니다. 응급 상황 대처에 능숙한 간호사들이 재빨리 관장을 준비하고 발포에 필요한 한약재를 챙겼습니다. 저는 환자를 바로 눕힌 다음 추나요법으로 턱 관절, 목뼈, 두개골을 교정했습니다. 응급조치 후 다행히 열이 내리고 아랫배의 통증도 사라졌습니다. 생혈구 검사를 해보니 피가 맑아져 있었습니다.

조은일 님은 응급 상황에서 당황하지 않고 침착하게 찾아와 치료를 받으셨기에 수술 없이 염증을 치료할 수 있었습니다. 그것은 저와 치료법에 대한 신뢰가 있었기에 가능한 일이었을 것입니다.

조은일 님께 이제 괜찮아지셨다는 말과 함께 가미난간전을 처방하고 열흘간 효소단식을 하도록 했습니다. 단식을 하자 고도비만이던 몸무게가 점차 줄어 경계성 비만 정도가 되었습니다. 걸을 때 배가 울리거나 찌르르 아프던 증상도 없어지고 몸이 가벼워졌습니다. 이후 조은일 님은 추나요법으로 구조를 바로잡고 온열 치료, 저주파 치료를 받았으며 시간이 날 때마다 풍욕을 했습니다.

그런데 단식 5일째 고비가 왔습니다. 관장을 한 다음에 아랫배가 아파서 잠을 잘 수 없었던 것입니다. 그래서 발포제 한 장을 아랫배에 붙이도록 처방했고, 다음날 아침 통증이 사라졌습니다.

단식 일주일째, 40분 동안 합장운동을 하고 땀을 흘린 뒤 산부인과에 정기검진을 하러 간 조은일 님은 자궁근종과 골반 내막염 때문에 당장 수술을 하라고 권했던 의사가 진료한 뒤 깜짝 놀라는 걸 보았습니다. 지난번 진료 때만 해도 분명히 두 개의 근종이 있었고 골반 내막염이 심해 다른 장기로까지 전염될 지경이었는데, 수술을 거부한 조은일 님의 몸 안에서 염증이 보이지 않았던 것입니다.

조은일 님은 열흘의 효소단식을 마친 뒤 회복식도 열심히 했습니다. 회복식 막바지에 아랫배가 다시 아프고 오른쪽 골반이 살짝만 건드려도 아플 정도로 통증이 심해 다시 고비를 맞았지만 추나요법, 온열치료, 저주파 치료를 하고 나자 정상으로 회복되었습니다.

조은일 님은 이후, 현재 건강에 별다른 이상은 없지만 아직 비만인 상태라 건강관리 차원에서 효소단식을 다시 시작하겠다면서 한의원을 찾으셨습니다.

"원장님께 치료를 받으면서 저도 박사가 다 됐어요. 주변에서 아프다는 사람이 있으면 상담을 할 정도라니까요. 입이 근질거려서 가만히 있을 수가 있어야죠. 효소단식 끝내고 좀 더 날씬하고 건강한 모습으로 다시 뵐게요."

조은일 님의 얼굴이 자신감과 미소로 밝게 빛나고 있었습니다. 이처럼 우리 한의원의 치료는 교육과 체험으로 이루어지는 만큼, 치료가 끝나면 누구나 전문가가 되어 본인과 지인들의 건강을 스스로 지킬 수 있게 됩니다.

난치병과 암의 완쾌,
결코 불가능한 일이 아니다

지금껏 우리는 몸에 질병이 생기면 그 치료와 개선을 병원이나 타인에게만 맡기는 데 익숙했습니다. 이는 지금껏 우리를 지배해온 서양의학의 패러다임이 만들어낸 결과로서, 암 등의 난치병에서 난무하는 무리한 시술과 혹독한 처방은 환자를 능동적인 존재가 아닌 수동적 존재에 머물게 하는 족쇄와 다름없었습니다.

그러나 단언컨대, 스스로 자신의 질병에 대해 파악하고 원인을 개선해가려는 노력 없이는 질병의 완쾌 또한 있을 수 없는 일입니다.

지금껏 우리가 살펴본 질병 치료의 구조적 문제 개선, 긍정적 사고를 통한 마음 단련, 몸의 해독, 식이요법을 비롯한 자가 양생법 등의 통합 치료는 우리 자신이 질병에 대해 잘 알고 전문가와 힘을 합쳐 병을 이겨나가고 극복하는 과정이라고 볼 수 있습니다.

또한 이 같은 통합 치료는 자신의 삶을 개선하고 더 긍정적이고 온화한 마음으로 질병 이후의 삶을 설계하는 일이기도 합니다.

난치병, 반드시 치료할 수 있다

실제로 소우주 한의원에서는 지금껏 많은 암 환자들을 치료해왔고, 우리 한의원의 치료를 통해 많은 분들이 암의 완치라는 기적 아닌 기적을 경험했습니다. 이렇게 많은 암 환자 분들, 나아가 다양한 난치병 환자들을 치료하면서 우리 한의원은 한 가지 희망을 확신하게 되었습니다.

아무리 사망률 1위의 난치병이라 해도 환자 자신이 긍정적인 방향으로 자신을 이끌어가고 끝까지 신중하게 치료를 이행해간다면 반드시 나을 수 있다는 점입니다. 나아가 이처럼 난치병을 이겨낸 분들에게는 눈에 띄는 공통점이 하나 있었습니다. 반드시 자신의 질병을 치료하고 건강을 되찾겠다는 강한 의지와 긍정적인 마음가짐을 무기처럼 가슴에 품고 있다는 점이었습니다.

일상에서 시작되는 난치병 치유

꼼꼼히 살펴본 분들은 아시겠지만, 지금껏 우리가 살펴본 모든 치료 방법들은 결코 낯설거나 무리한 치유법들이 아닙니다. 소우주 한의원의 치료법들은 우리가 일상 속에서 잘못된 것을 교정하고 보수해가면서 진정한 건강을 얻어가는 하나의 과정으로 보아도 무방할 것입니다.

특히 통합 치료는 증상의 한 부분만을 살피는 것이 아니라 몸 전체를 살펴 힘을 북돋우고 강하게 만듦으로써 본래 가진 자가 면역력을 최대로 높이는 것에 초점을 맞추고 있습니다. 즉 통합 치료를 성실하게 이행한 분들은 오히려 난치병을 통해 잘못된 생활습관을 개선하고 몸의 힘을 키워 더 건강한 삶을 살아갈 수 있는 새로운 계기를 맞이하게 되는 셈입니다.

질병으로 고통 받는 이들의 길잡이

질병 치료는 일종의 인연이기도 합니다. 밝은 마음과 의지로 병을 치료하겠다는 분들을 만나고 치료할 수 있었던 것은 의사인 저에게도 행운이었다고 생각합니다. 앞으로도 우리 삶은 많은 고난을 만나고 그 고난과 싸워가야 할 것입니다. 그 와중에 건강한 육체와 마음은 우리를 지켜주는 가장 훌륭한 방패와도 같습니다.

지금 이 순간 질병으로 고민하고 있는 모든 분들, 나아가 더 건강한 삶을 살고자 하는 모든 분들께 이 책을 바칩니다.

독자님께 권유합니다!

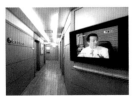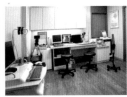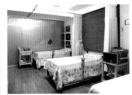

　지금껏 우리가 이 책에서 살펴본 것들은 건강한 삶을 지켜나가는 데 필수적인 요소들입니다. 아마 많은 분들이 이 책을 읽고 "아, 그렇구나" 하고 고개를 끄덕이셨거나, 아니면 어떤 분들은 아직도 이해가 정확히 가지 않는 부분이 있을지도 모릅니다.

　흔히 21세기를 정보화 사회라고 이야기합니다. 이는 경제나 문화 분야뿐만 아니라 건강 관련 소식들에서도 마찬가지입니다. 우리가 살아가는 이 세상은 최첨단 의학이 발달함으로써 이전에는 불치병이라고 불렸던 많은 질병들이 치유되는 기적을 이루었습니다. 그러나 여기서 또 하나 우리가 주목해야 할 부분은 일반인들이 평범하게 알고 있는 의학이 21세기 의학의 전부는 아니라는 점입니다.

이 책에서 소개한 소우주한의원의 다양한 요법들은 현대의학의 한계점에 다다라 새로이 연구되고 있는 우리 전통 한의학이자, 이를 과학적 진단과 처방 등과 접목해 암과 난치병 치료에 가장 적절한 형태로 개선해낸 첨단의 학이기도 합니다.

가까운 분들 중에 암으로 고통 받고 있는 분이 계시다면, 나아가 보다 건강한 삶의 질을 누리고 장수를 꿈꾸는 분들이라면 아마 이 책의 많은 내용에 동의했으리라 기대해봅니다. 또한 가장 중요한 것은 지식과 사실을 받아들이는 것뿐만 아니라 그것을 일상에서 실천하려는 실제적인 노력일 것이며, 이런 의미에서 암과 난치병 치료는 자신의 질병에 대해 더 잘 알고자 하는 열망과 이를 실천하려는 행동력에서 시작된다고 할 수 있을 것입니다.

현재 소우주 한의원에서는 다양한 세미나와 아카데미를 통해 정확한 암과 난치병 치료에 관련된 지식을 전달하고 새로운 관점의 한의학 활로를 개척하고 있습니다. 이 책을 읽으신 분들께 다음의 아카데미 프로그램을 권합니다.

소우주한의원 아카데미강좌 안내

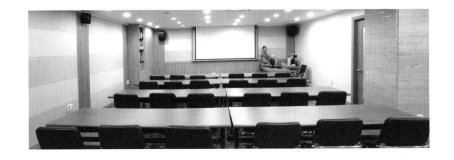

　소우주한의원은 턱관절과 척추의 교정을 통해 전신질환의 원인을 제거하고 인체의 자가면역력을 증대시켜 질병을 치료하는 자연요법을 중심으로 많은 암 환자들을 치료하는 한의원입니다. 현재 우리는 수많은 질병의 위협 속에서 살아가지만 건강하지 못한 삶을 살아가면서 스스로 몸을 망가뜨리고 있습니다.

　소우주한의원의 건강아카데미는 이 같은 현대인들의 질병 예방을 위해 턱관절 교정과 추나요법, 해독요법, 몸에 이로운 처방 등을 통해 한의학의 신기원을 개척해나가고 있습니다.

1) 환자 치유 프로그램

　현대 질병의 대부분은 우리 몸의 자연치유력이 소실된 결과로서, 그 근본 원인은 턱관절과 척추의 불균형에서 생겨납니다. 또한 이런 질병을 단순히 질병 부위에만 국한시키는 대증요법은 질병의 근원적 치유를 막아 환자에게 육체적, 심리적, 물리적 부담을 안겨주게 됩니다. 소우주한의원의 치료는 무리한 방식을 사용하지 않고 환자의 육체와 정신 모두가 깨끗하고, 바르고, 밝아질 수 있도록 양면의 치료를 시행합니다.

2) 일반인 및 전문가 프로그램

소우주한의원의 치료를 받아보시고 난 대부분의 환자들은 사회로 돌아가 대부분 건강 전문가이자 전도사로 활동합니다. 많은 노력을 통해 그 자신의 질병에 대해 누구보다도 해박한 지식을 갖추게 되기 때문입니다.

소우주한의원의 건강 프로그램은 암과 같은 난치병에 걸린 환자들뿐만 아니라 자연요법의 원리를 이해하고 깊이 접근하고 싶은 모든 분들에게 적용할 수 있는 프로그램입니다. 특히 일상적으로 행할 수 있는 효소단식과 청혈 해독 프로그램 등은 현재 평소 건강관리에 힘쓰는 모든 분들에게 사랑받는 요법이며, 이를 통해 생활습관을 고쳐나가고 건강을 지키는 분들도 적지 않습니다.

자연요법을 이해하고 몸의 구조를 바로잡아 건강한 삶을 누리고자 하는 모든 분들에게 소우주한의원의 문은 활짝 열려 있습니다.

홈페이지: www.souju.co.kr
주　소: 서울 강남구 논현로 16길 15 (개포동)
E.mail: souju121@naver.com
대표전화: 1588-9158